まえがき――親に寄りそってくれる優しい子供を育てたい

青い空、むし暑い八月の下旬。
中学生、高校生が診断書を求めてやってくる。
症状の多くは、「二学期が始まると思うと、具合が悪くなる」ということである。
・寝つけない
・朝起きるとイライラしてしまう。
・何をしたいのか？　自分で自分が分からなくなる。不安がつきまとう。
・親に手伝いを頼まれるとキレそうになる。
・友達が遊びに行こうと電話してくるが、面倒なので断わる。
人生が始まったばかりの青春時代に入っている中、高校生の様子がおかしくなっている。

推薦入学で希望の大学に入学できる男子生徒が、学校内に入ると、気分障害を出して、早退を二度した。

このままでは、推薦入学が取りやめになるのではないか？　不安を抱《いだ》く。深夜だというのに、寝つくことができない。朝、ふらふらしながら学校に行くが、早退してしまう。

成績は優秀であるが、登校日数に不安を抱《かか》えている。

ＩＴの中で育った子供達が、青春期に入り、メンタルを侵される症状を発生してきている。

そして、夏休みを延長したい希望者が多く、診断書を求めてくる。だが、症状によっては書くことができない。

なぜかというと、延長を求める子供達は、不登校になる割合が八〇％になる恐れがある。

ＩＴの機器類が、人の生活に入りこんで、二五年が過ぎようとしている。今、青春時代の楽しかったはずの思い出が苦い思い出に変わろうとしている。

二〇二二年度は、夏休みが終わろうとする時、医師の診断書を希望する生徒は、二～三件にしか過ぎなかった。むしろ、二学期に入ってから気分障害で学校に行けないケースがあった。

二〇二三年度は、夏休みが終わらない八月下旬から、診断書の記入を求める生徒が多くなっている。

「診断書は症状がはっきりするまで書けない!!」と私は言う。

すると、生徒は

「何で？　このままでは、学校で、自分は何をするか分からない」と脅《おど》してくる。

親の側も、同じように脅され、困り果ててクリニックを訪ねる。

今、想像できない怖ろしい新時代に入った。
「凶悪な事件」と立ち向かうしかない時代がやってきている。
二〇二三年から二〇二四年にかけて、さらに凶悪な事件が増えると考えられる。
あなたは、どう立ち向かうか?

僕の願いは、「親に寄り添ってくれる、優しい子供」を育てたい。
「出世とか関係ない!!平和な家庭」を目指したい。
そのために、書き綴らせていただいた。

浅川　雅晴

もくじ

二章 一〇歳から一二歳は脳の完成期。この時期が一生を左右する

三章 充分に睡眠がとれていれば不登校は八〇%なくなる

四章 大切な学童期にはワクワクする楽しいことをさせよう

五章 中学生、高校生が脳疲労で正体不明の症状を出している

六章

人酔い・気分障害・うつから子供の未来を救う

七章 子供の危機に早く気づくこと、親としてできること

八章
AIが一般家庭に入ってきたとき

九章　人は血の通ったものから伝わる暖かさを求めている

エピローグ——親子が寄り添うと、心と心がふれ合って大きな力になる

プロローグ——親がなぜ子供に殺されるのか

その一言で事件が起こってしまう

先頃も、中学生の少女が母親を殺すという事件があった。原因はまだはっきりわからないが、今の日本で、親が子になぜ殺されるのか！

自分の子供が、心の病にかかっていることを知らないからである！


今、世の中には、転職サイト会社が増えている。その背景には、自分の都合で働く時代に入ってきているという現実がある。

転職できているうちは、まだいいが、次にくる問題がある。

日本中に若者の引きこもりが六〇万人を超えている。

老いてきた両親に寄り添ってほしい、との願いも空しく、親の世話になる現象が起こっている。

両親が五〇代、六〇代であれば引きこもりの子供さんをまだ養うことができるかもしれない。

しかし両親がもっと老いていくと、先々が不安になってしまう。

言いたくないが、親の小言で親を殺す事件になりかねない。

言いたくないが、親の小言で一家心中になることも考えられる。

問題は!!

大人が、一度引きこもりになると、早くて、八年は引きこもりになっていることである。

精神的に追い詰められてなってしまった引きこもりは、外へ出ると不安定になるから出て行くことができない。

そのような人に親が一言！「いい加減に働け」と言う。

その一言で事件が起こってしまう。

外に出られない人は、そう言われると、「外に出る恐怖感」から、パニック状態を引き起こす。加減知らずに暴れてしまう。

本人は、親を殺すつもりはない。

「外に出て働け！」という恐怖感から、加減知らずの暴れん坊になる。

引きこもっている間、パソコンやスマートフォンやインターネットの画面を見て過ごし、誰とも話していない日々が、数年間続いた。あげくの果てに事件が起きている。

闇サイトから自分の子を守れるか

ＩＴの機器類の発展により、指先一本で次の仕事を探せる。転職する人があふれる時代に入ってきた。

耐えしのぐ仕事は、「まっぴらごめん」と七〇％の人達がそう思っている。「耐えしのぐ待つ時代」は終わったと思う若者が多くなっている。

「常識感」が薄くなり、人の恩《おん》など感じてくれない。

スピード時代、自分の都合で生きるようになってきている。

実例のひとつ！

自分が応募してきた仕事なのに、面接当日キャンセルが入る。

なぜなんだろう。指先一本で他の求人サイトで、一〇〇円高い職業が見つかれば、急いでそちらへ行く若者。悪知恵は発達している。

時給が高いと、人が殺到する。「自分も急がなければ」と反応するアンテナが育っていて、面接当日であってもキャンセルなのだ‼

驚くことがいっぱいの、指先一本操作時代は、感情の「情《なさけ》」が置き去りにされている。

闇サイトに引っかかる理由としては

「人間関係がない簡単な仕事」だと言われる。

自分の都合で生きてきた人達にとっての罠《わな》となる。

誘い上手の言葉に引っかかってしまう。

大口を開けたワニの闇サイトは、若者の人生を飲みこんでしまう。

大口を開けたワニの後ろには、セットで警察の車がついて来る。

ワニとパトカーは、セットであると教えて下さい。

「犯罪者になると、一生台無しにしてしまう」と、家庭教育で毎日話すことで、子供の耳に焼きつく。そこで危険から守ってくれる対策になる。

親の過信で、うちの子に限って「闇サイト等に手を出さない」と思っている親もいるだろう。

子供は、分かっていても、追い詰められると…………

つい魔がさしてしまう。

そんな時、毎日親が注意していると、冷静になれる空間が生まれる。

魔がさすことを防ぐには、毎日の親の注意しかありません！

一章　いま、子供の心が危ない

未発達の子供の脳に極度のストレスをかけてはいけない

幼い子供は、体全体が未完成である。

そんな状態に、極度のストレスをかける日々が続く中で、遺伝子配列に異変が起きてしまう細胞ができる。それは「癌細胞《がんさいぼう》」になってしまうことがある。

例えば、将来有望なスポーツ選手にしたいという願いからと、極度のストレスがかかる練習をさせる。

五歳～一二歳に強いストレスをかけることによって、血液の癌になる場合がある。

症例1　野球選手にしたいと願った息子が八歳で突然白血病に

僕の知り合いの子供さん。親が野球選手にさせたいと願い、本人も喜んで六歳から練習に行っていた。そして八歳になった一〇月。顔一面に赤いそばかすが浮き上がった。次の日、そばかすは全く残っていなかった。

しばらくして、鼻血を出して止まらなくなりタオルを真赤に染めた。

母親は、大きな病院へ連れて行った。白血病を突然発症させたことが分かった。そして入院して、二年で亡くなった。

母親の二年間は地獄の精神状態であった。何よりも可愛がっていただけに心が砕《くだ》けていった。母親は、悲しみに暮れ、食事が摂れない。

息子が亡くなった後を追って、彼のそばに行きたいと言っていた。その矢先、母親の腎臓に異変が起こった。息子の後を追うように、しばらくして亡くなった。

そんな背景を見ていただけに、幼い頃から強いストレスをかけてはいけないと実感した。

今では、白血病も治る時代に入っているが、当時の治療では、絶体絶命に近かった。
●幼い子供は免疫力が弱い
●脳の発育が未発達であるがゆえに、治すホルモン分泌が少ない。
●未発達の脳に、極度のストレスをかけてしまうことは、体の病気だけでなくて、心の病も発生しやすくなる。

症例2 父親を困らせるために、生きている少年

体力のついてくる中学二年生で「心の病」を発生させた男子一四歳。

父親に常に叱られて育ってきた。勉強ができない。彼にとって学校と勉強ぐらい嫌いなことはなかった。小学六年生で、学校に行かないでテレビをひとり楽しんでいた。

裕福な家庭で育っている彼は、父親が海外出張に出かけると、「学校なんてくそくらえ」と言って二階の自分の部屋に閉じこもる。そこでTVゲームを始める。父親が出張から帰ると、学校へ行くふりをして、遊びまくっていた。彼の目的は、父親が困ることを考えるのが、日課になった。

父親が出張して家にいないことがわかった日は、彼にとって天国であった。

そして中学生になり、体力がついた。止めてある他人の自転車を抱えて、遠くへ運んで捨ててしまう。

その頃、父親が愛人の所へ行っていることを知った。

そうなると自転車だけでは気が済まなくなった。母親からお金をせびる。母親が出さない時は、物に当たって、暴力をふるう。怖がらせることで、金をもっと出させる。

父親が警察へ行って息子の器物破損の代金を支払う。息子は、夜になると出かけて、父親が困ると思うことをやってくる。店のカンバンを蹴《け》る、店員さんを殴《なぐ》る、怪我をさせる。

示談《じだん》にしてもらいたくて、父親は多額の金を相手に払う。

彼は、父親が困っている姿を見て、腹をかかえて笑い「快感」を味わう。

「年間の賠償金で横断歩道を何本も作った」と冗談を言って笑う父親。

少年院に入れたくなくて、警察に謝り続ける。父親が働いても働いても息子にお金がかかる。

父親は悩んだ末に、うつ病で働けなくなった。裕福とはいえ、息子の不始末で出る金額が多い。自分達の老後の預金があっと言う間になくなっていく。思いつめた父親は、「息子を殺して、自分も死にたい」と思うようになったと話す。

幼い頃の教育を間違ってしまうと、一カ所を直すと二カ所目の問題が発生するということが起こる。

「次に、息子さんが悪いことをしたら、思い切って少年院で教育してもらうしかない」と伝えると、父親は、腹をくってそうすると言って帰っていった。

彼が少年院を出てから、親子の戦いがある可能性もある。

この親子の問題で、父親を守ってあげられるように、警察の協力も考えておく必要があると思う。

こうした問題は多く寄せられる。

ケイタイ電話が一般に普及して三〇年が過ぎようとしている。ＩＴ機器類の進化が新しいＡＩの時代に入る。それと平行して、若者の凶悪事件が多くなっている。

未発達の脳に極度のストレスをかけてしまう。そのことによって、成長ホルモンが正常に分泌されない恐れがある。そのため小学校後半で身長の伸びが順調になされなくなるということも起こってくる。

その子は、一生コンプレックスを抱えて生きることになりかねない。

内向的な性格であれば、家に引きこもる。そして不登校になってしまう可能性は大である。

症例3 カバンに庖丁を入れようとした娘の行動に仰天《ぎょうてん》

高校一年生の女子一六歳。

学校に行っても、友達ができない。クラスの人から変な人と言われたりする。休み時間になっても机から離れないで、ひとりでいる。

「キモい」と聞こえる言葉を浴びせられる日もあり、不登校になっていく。

「うちの娘がカバンに庖丁を入れようとした」

たまたま台所にものを取りに行った時に目撃した。

娘に「あなた、何をするつもりなの」と言ったら、「うるさい」と大声を出された。

母親は娘を連れて血相《けっそう》を変えてクリニックにやってきた。

母親には別の部屋で待ってもらった。

娘さんは、口を開かない。

「警察の立ち合いの元で、話しますか」と尋ねると、ぽつり、ぽつりではあったが言葉になってきた。

学校でひとりで過ごしている間に、私を気持ち悪いと言う友達を道づれにして、自殺しようと考えるようになった。

「腹が立ってくると、人を殺したくなったりする自分が怖い」と話してくれるようになった。

人は、他の子より、身長が低かったりすると、強いコンプレックスをエスカレートさせる。

そんな話を毎回、来るたびにするようになった。

時として、自分のコンプレックスの裏側には才能が潜《ひそ》んでいる。自分が得意とする才能探しをしよう、そう話した。

「あなたにしかできない得意分野があなたを助けてくれるに違いない」そう言い続けて半年が過ぎ、一年が過ぎた。

「ネイルの仕事をしたい」と話してくれた。一年半のてこずりが、嬉しさに変わった。

「人を殺して自分も死ぬ」と言っていた子が、したいことができた。僕は本当に嬉しかった。

人は生まれてきたのには何かの目的がある。それを探すのが人生の仕事だ。

症例4　せっかく合格した医学部に「人酔い」で通えなくなった

ベッドの中まで持ちこんだスマートフォンを覗《のぞ》いていた。昼間は、学校そして大学受験の勉強で、パソコンと向き合って過ごす時間が、小学四年生頃から高校生まで続いた。

女子大生　一九歳。

一発で、医学部入学が決まった。地方から東京へ上京。母親と二人暮らし。父親は、彼女が幼い頃、離婚。父親との思い出はない、と話す。

大学に通うようになって、一カ月もたたない頃、クラスに入ると、人酔いが始まった。

ものが食べられなくなった。四二kgの体重が三八kgになった。学校の廊下で倒れた。

病院で点滴を受けながら菓子パンでしのいで生きていた。学校を一週間休んだ。登校したら、全く授業についていくことができない。

小学、中学、高校時代は、いつも一番争いだった。彼女にとって学校の授業についていけないことは、ショックだったと言う。

上京先の叔母が心配してクリニックに連れてきた。

立って歩くのがやっとの彼女に、通学は無理と判断した。

留年して、体を治してから、学校へ行くことをすすめた。

しかし奨学金で学校へ行っているので、留年して一年から行くのは無理だと言った。母親の負担を考えると、できないと言い切った。

彼女は、退学届を提出して、地元の母の元へ帰って行った。

医学部は、一週間休むとついていけない。勉強がどんどん進んでいく科である。国家試験を目指す学生さんの日常は寝るヒマもない。二年生からは、人体解剖の勉強が始まると、さらに寝るヒマがない。それ程、勉強づけになる。

医大を目指す方は、体力と精神力の強さが、入学してから求められる。

ＩＴ機器類で育った人は、ここから本番となる。大学で「テクノストレス症候群」の脳疲労からくる、人酔い、めまい、眠気で、ものが喉を通らない症状が起きることは珍しくない。

彼女は、やっと医大に入学したのに、一学期で退学することがただただ残念でならなかった。

引きとめても、彼女の家庭事情を考えると、他人が踏みこめないことに対して、大きな溜め息しか出なかった。

テクノストレス症候群は、長期のＩＴ機器類を使用して突然症状を出す心の病である。簡単に薬を飲んで治せるものではない！

スマートフォン、パソコンを使ってインターネットは、いとも簡単に、知らないことを教えてくれる便利な文明の道具となってきている。

しかし、その便利さが、数年続くことで、人生を登る第一段目の階段が外される怖い道具でもある。使用時間をできるだけ短くする必要がある。

症例5 入社の面接試験、「人酔い」でチャンスを逃す

大学三年生の二〇歳男子。

長年希望していた会社が募集を出してきた。大学三年の夏に、度胸だめしも兼ねて、試験を受けた。

初日はペーパーテストだった。

一日おいて二回目の試験は面接だった。

ペーパーテストは問題なく、合格を決められた。次の面接試験、部屋に通された。

自分の目の前に五人の会社の方がいた。そこまでは、たしかに覚えている。

一人の面接官が家族構成を聞いてきた。父と母のことは、仕事内容まで話がで

きた。二人目の方が、休みの日は何をして過ごしているのか？　と聞いてきた。まさか、ＴＶゲームとは言えない。心の迷いと共に人酔いが始まった。顔が真青になり、血の気が引く感じで強い眠気が襲ってきた。三人目の方が「君！　大丈夫？」と聞いてくれた。そこからは、頭が真白になって、覚えていない。

気がつくと女性社員さんが、水をコップに汲んで持ってきてくれた。

一週間後、「内定は今回は見送らせていただきます」と連絡があった。

学業では、常にトップクラスを走っていた。その自信が音をたてて砕《くだ》けた。今まで大学まで頑張ってきたが、一瞬にして自信が消えうせた。

彼は、その後、眠りが浅くなっていった。

テクノストレス症候群とうつ病とを発症してきた。

次の就職活動に向け、気持ちを切り変えようと頭では、分かっている。ただうつ病により、朝起きるのが辛くなっていた。

彼のようにIT機器類「パソコン、インターネット」等と向き合う時間が多かった人は、「相手が攻撃してこない存在のもの」であると、精神的安定を保つことができて、人酔いで起こる気分障害はない。

しかし相手が人間であると、質問されることで、人慣れしていないために、攻《こう》撃《げき》反応が出る。強い緊張の場面で起こりやすくなる。

彼のような症状は珍しくない。今の若い世代の人に多く出ているのである。

それを治して、面接に強くなるには！

家族、母親相手にたくさん話す。女性の人のほうがおしゃべりの返事が、父親よりも多く返ってくる。

要するに、攻撃の免疫が日々できていく。試験の前日だけでは効果はない。毎日、母親や妹そしてクラスの女子と話すことで度胸がついていく。

次の面接に向かって、彼は努力中である。

そしてスマートフォンを見ることは、一日三〇分間と目標を定めている。一生が台無しになることを、今回初めて感じたそうである。

人は、目標を持った時から、自分の行動が変わる。運動量も増え、熟睡ができる。うつ病も治っていくと伝えたら喜んで、目をキラキラさせて帰って行った。

次は、二週間後に来る予定になっている。二週間のだいたいの行動を日記にしてもらう。そのことで、回復力も分かりやすくなる。

二章　一〇歳から一二歳は脳の完成期。この時期が一生を左右する

忍耐力をつけていくことがストレスに強くなる第一段階

- 五歳から六歳児はまずは、机の前にすわる。何分間我慢できるか、親は知っておく。
「一二分〜一五分」が限界だろう。
- 成長していく八歳児〜一〇歳児は「三〇〜四〇分間」机の前にすわって読み書きができるようになる。
- 机の前にすわって、勉強する。忍耐力を少しずつつけていくことが、ストレスに強くなる第一段階である。
- 一〇歳児になると、大人の脳の重量に近いところまで成長してくる。そうなると「大人の真似」をしたがる。両親の会話を聞いている。夫婦喧嘩を子供の前ですると、どちらが正しいか判断までできる知恵がついてくる。

●この時期から、剣道やサッカーなど、他人の中に入れて、我慢させることが大事。我慢して、挨拶の声出しをする。それが身につくと精神面が育ち、ストレスに強くなっていく。

●親と家庭教師だけの少人数での勉強は、人の気持ちを読みとく力が弱くなる。わがままを聞いてもらえる環境であるから、精神面が弱くなる。しかし、他人同士がぶつかっていく場面で、他人を見て、自分の立ち位置に不満が出る。

例えば、野球であれば、背番号4番をつけたい夢が湧いてくる子供は練習に耐え、4番をつけられる努力をする。

練習中に「腹がへった」「早く練習が終わらないかなあ〜」とか各々が考えている。

だが、強い存在の監督がいると不満を抑え空腹を我慢する。

・小さな我慢が、努力につながる。小さなストレスをはね返せるまでに成長する。それが学童一〇歳～一一歳の時期である。

未完成の一〇歳～一一歳で大人の脳と同じに完成する。この時期が一生を左右してしまう。

声出し挨拶は、恥ずかしさを乗り越える勇気になる

スマートフォンやTVゲームなどひとり遊びをやらせるのは、避けよう。

スポーツそのものが、上達するより、大切なのは、他人と組んで試合をすることだ。

口もきいたことがない子供に「どうやったら相手チームに勝てるだろうか?」と聞く。自分が口を開く前は、照れくさくて恥ずかしかった。そんな遠い存在が、

自分が口を開いたことで、距離が一気に縮まった。

練習帰りに、「じゃあ〜、明日ね！」と声出しができた。なんでもなく思える状景であるが、明日、またあの子に会える楽しみが練習を楽しくしている。

学童期に、声出し挨拶ができれば、誰からも立派だと思われる。そして恥ずかしさを越えて声出し挨拶をした。他人に誉められる。

声出しは、恥ずかしさを乗り越える勇気になる。恥ずかしさの壁がとれる。今までにない、自分という存在に自信がつく。すると精神面が崩れなくなる。

好奇心の強さと独立心が同時に育つ。

一〇歳〜一二歳の頃は子供と多くの会話をして下さい

一〇歳、一一歳、一二歳の頃は、子供さんと多くの会話をしてあげて下さい。

親が思うスピードよりも速く育つのが一〇歳〜一二歳である。特に、感情表現が豊かになります。

この時期に親からの重圧が強い場合、子供が心の病にかかるだけではない。将来、親子関係に亀裂《きれつ》が入ってしまう。

親が高齢者になった頃、親に寄り添《そ》うことができない子供になる。

現在、残酷な事件が増えてきているが、その背景には、親子関係の亀裂によるものが増加している。


殺された老夫婦が納屋で見つかる。殺した息子も別の場所で自殺していた。そんな事件があった。

「自分の両親を殺す残酷な発想は、どこからくるのだろう」と昭和の人間は思ってしまう。昭和にはなかった事件が増えてきている。

大人の脳に最も近づく瞬間、人間形成が家庭環境でできる

学校の勉強は、遅れを積み重ねても、努力で補うことができる。

しかし、一〇歳↓一一歳↓一二歳↓一三歳を中心に、子供の脳が急成長して、大人の脳の重量に整ってくる。個人差の違いがあるので、一〇歳↓一一歳↓一二歳で整う人もいる。

大人の脳の重量に、最も近づく瞬間、人間形成が、家庭環境でできることを知っておいて下さい。

大人の脳に近づく瞬間にそうなる理由とは、新雪に初めて足跡をつけるイメージである。

- 人を想う、心が育つ、初めて味わう恋心。
- 相手をたてる、遠慮、自分がしゃべりたいが、相手にゆずる気持ち。

- 我慢して親の手伝いをする。忍耐力がつく。
- 未来の夢が浮かんでくる。誉められることで、夢の目標が決まりやすくなる。
- 「してはいけないこと、しても良いこと」の判断力がついてくる。

人間形成がしっかり固まっていく時期は、感情が豊かになってくる。

今まで学校の勉強が苦手だった子供が「自分は、このままではいけない」と気がつき、急激に成績を伸ばしてくる。六年生の夏休みから中学入学までに、嬉しい驚きがみられる。

大切な時期にITの機器と長時間過ごすことで生じる感情の歪み

そんな、大切な時期「一〇歳→一二歳→一五歳」にかけて、TVゲーム、スマートフォンやパソコンなどで長時間過ごすのが当たり前になる。

新しい脳の成長時期に、IT機器類にどっぷり漬かる日々になる。習慣性になり、ＴＶゲームから離れられなくなる。

ひとりで過ごす日々において、「人と話す、人と笑う、考えて意見を言う」そういう日常がなくなる。感情の歪みが出てしまう。

そして幼い脳では、ゲームの中のドラマと現実との境目、区別がはっきりしなくなる。

人を殺してみたくなる。そんな衝動が生まれてくる子供もいる。

一〇歳→一一歳→一二歳は好奇心の固まりであるがゆえに、直接行動に移すことが起きてしまう。

例えば、「あ～あ嫌になってしまった」と思い、親が帰宅する前にマンションの七階から飛び降りてしまう。

普通に考えたら、怖くて、できないことが、直接行動だからできてしまう。

人間形成がしっかりできていない子供が直接行動をしやすくなる。

大人になってからの人間形成は子供の頃の五倍の努力が必要

大人になっても本人の強い意志があれば勉強はできるが、人間形成は、簡単にはできない。子供の頃より五倍以上の努力が必要である。

例えば、

(1)大人になってから漢字の勉強を始める。初日、二日目は努力して、机の前にすわって、本を開いている。そんな時に、電話がかかってくる。「飲んでいるのだが、来ないですか?」と誘われる。いくらなんでも勉強中とは、体裁が悪くって、言えない。言葉が遅れて、「うん、待っててよ、行くから」と言ってしまう。そして机の前に、翌日、すわる。今度は違うことで、相談を持ちかけられる。勉強することなど、三日目からは、すっ飛んでいく。

(2)大人になってから、人間形成をして、心を新たにしようと、お寺に座禅講座に参加する。週に二回行くつもりが週に一回になり、用事ができて行かなくなった。

大人になってからの人間形成は、雑念が周りから入り、「三日坊主」になる。人間形成をする我慢と忍耐に弱い一面が出て、良い方へ固まることなく「三日坊主」で終わって、できなくなってしまう。

少年院、刑務所で良い人間造りを目指して教育を受ける。刑を終えて出てくる。普通ならば、「懲《こ》りた」はずなのに再び刑務所へ入れられる人が多い。

一〇歳↓一一歳↓一二歳↓一三歳を逃すと、なかなか人間形成ができない。そういう一面を見せつけられる。

人生の基盤《きばん》になる一〇歳↓一三歳がいかに大切か！　ということである。

ＩＴの機器類の中で育った人達が、社会にどんどん出ていっている。今からは、もっと悪質な犯罪が増える。

テクノストレス症候群を減らしていくことが今後の課題となるのである。

三章　充分に睡眠がとれていれば不登校は八〇%なくなる

脳の成長期は睡眠が大切

成長盛りの「八歳、九歳、一〇歳、一一歳、一二歳」の学童期の睡眠時間が、脳の成長には欠かせない。

「良い睡眠」

夜一一時に床に入る。

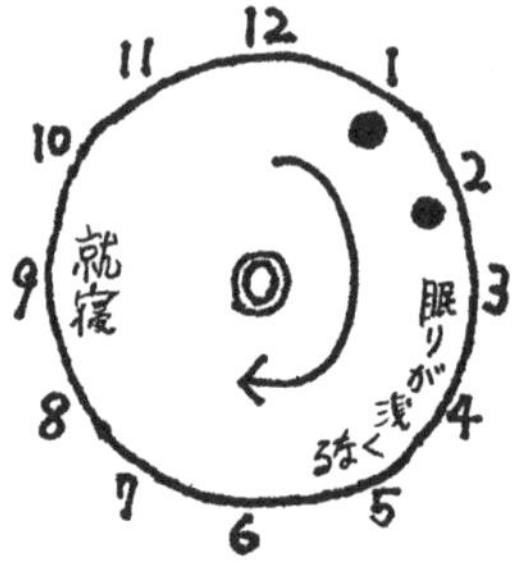

黒い丸●の所で、大切な成長ホルモンが出る。体を治す「セロトニン」が排出される。3から4、5と眠りは浅くなっていく。

六歳、七歳、八歳、九歳は、良い睡眠の時間をとるよう守って欲しい。

良い睡眠を守れない人は！

- 体の成長が止まる。身長が伸びなくなる。
- 学校へ行くが、集中力がなく、学力が落ちる。
- 運動しようとしても走ることができなくなり、骨折しやすい体になる。
- 食欲がなく、貧血ぎみになる。
- 一一歳、一二歳、一三歳でくる月経が始まらない「月経の遅れ」に注意。

昭和の時代は、栄養不足で一四歳、一五歳で一般女子学生の月経が始まっていた。今は、それより二〜三年成長が早くなっている。

スマートフォン、TVゲーム、パソコンの画面を見る時間を減らす

学童期には、四五分から一時間までTVゲームをする。それ以上は、長時間での機器の使用を減らす。画面を見る時間が長くなると、良い睡眠はとれない。

今までは、ＩＴの機器類、パソコン、スマートフォン等で検索していたが、「辞書、図鑑」を使うように、切り変えよう。

幼い頃には自分が時間をかけて辞書や図鑑で調べてノートに書いていた。時間をかけた動作が加わることで、物語のエピソード記憶のひとつとして、一生の記憶となりやすい。

だが、ＩＴの機器類を使い、指先だけで検索したことは、時間にして一時間から六時間すぎると、もうはっきり覚えていない。

次のテスト時間までには記憶があやふやになる。「ゆうべ確かに勉強したのに、はっきり覚えていない」検索で、その時だけ分かっている記憶は、短期記憶であるがゆえに、時間が過ぎるにしたがって忘れるようになっている。

成績を上げるには、面倒であっても辞書や図鑑で調べよう。

自分の脳に一生の記憶として残される。一度忘れたら、もう一度辞書で調べよう。一度より、二度、三度くり返した動作は長期記憶として一生残されていく。

学習する時は「時間をかけて、ゆっくり面白く」

学校の勉強は速く、急いで、慌《あわ》ててやると、時間が経つと忘れてしまうことが多い。ゆっくり、時間をかけて勉強するほうが、あとあと多くの記憶が残り、自然に成績は伸びていく。

学習する時は、「時間をかけて、焦《あせ》らない」が、上手な勉強のやり方である。焦って、脳に重圧をかける勉強は、嫌になってしまうのだ。

勉強が嫌いになるやり方を学童期にさせない。時間をかけて、ゆっくり面白く覚えていく。

一歩一歩の積み重ねは、一年すぎると、大きな知恵の山ができる。大きな知恵の山は……将来こうなりたいという想像の夢をふくらませていく。

勉強やスポーツでの努力を重ねる知識から生まれる自信は、将来の夢を強く描かせてくれる。

努力なくしての憧れの夢は、いつしか忘れ去られることが多い。

学童期、ＩＴの機器類からの検索で勉強するのは一時間程度にして欲しい。脳疲労を起こしてしまうと「体と心の成長に悪影響を及ぼしてしまう」危険度が高い。

学童期は生きた植物・動物・魚を見てほしい

学童期は、野原や、水族館、動物園と、大空と風と雨と雪、自然社会の中で生きた「植物、魚、動物」を目で見て欲しい。才能は、自分の感じる「感性」が羅《ら》針盤《しんばん》のごとく、見た時に胸の奥にずしんと入り、その見た物にとりつかれる。感動の揺れを味わう。それが興味となり、専門知識を知りたくなる一歩の始まりとなる。

幼い頃に興奮を抱いたことが将来の才能を開花させてくれることが多い。

幼い頃は、大人の数倍も好奇心が強い。

大人になると、物事を知り尽くすことで、好奇心が少なくなる。幼い頃に、好奇心が旺盛になることが、興味を拡大させる。その入り口こそ、専門分野の門である。

専門分野の入り口の門は、その時でないと、開かない‼　それは学童期一〇歳→一一歳→一二歳の頃である。

幼い頃の好奇心の固まりの中に才能が眠っていることが多い。

才能の門が開くのは学童期の一時

幼い子は才能の門まで来ているのだが、なかなか才能の門の中まで入って行かれない。

才能を開花させられる人が少ない理由のひとつであろう。幼い子の「学童期一〇歳、一一歳、一二歳」というほんのわずかの間の、その中の一時しか好奇心が強い時は現れない。

運が悪いのか、良いのか、一瞬しか現れない。

一〇歳は好奇心が強い。だが大人の脳の重量には成長していない。ただの興味で終わることが多い。

一一歳から一二歳になる成長期は、大人の脳の重さになるという完成間近！好奇心と興味が入り交じり、もっと知りたい、ドキドキ感と同時に専門分野の入り口から中に入るチャンスが訪れる。

例えば、幼い頃からスポーツ（サッカー）をしていたが、決して上手とはいえない。自分が満足できなかった。もうサッカーはやめて、陸上競技をしようかと迷う日々があった。

しかしある日、諦めかけていたサッカーで思いもよらぬ「シュート」が決まった。

その時、閃《ひらめ》きの流れ星が胸にぐさりと刺さった。

人が才能を開花させる瞬間は、不思議な「感覚ゾーン」に入る。不思議な気持ちになる。まるで、体が浮いたようで、軽く感じる。そのため、もう一度、不思議なゾーンを求めて練習に励む。

味わいたくても、体が浮いた不思議なゾーンには、なかなか入れない。スポーツの世界には、「二次元と三次元」がある。それが「ゾーン」に入ると体が宙に浮き、何でもできる感覚になる。

学童期にあたる一〇歳、一一歳、一二歳の時の一瞬ではあるが、才能を開花させる「時の恵み」がある。

学童期の一二歳を越えると、子孫繁栄のためのホルモン分泌が体から始まる。

今までの好奇心や興味とは全く別の世界である異性への興味が強くなっていく。

心身の成長がなされていく。

学童期の体験学習が、一生の財産作りになる

幼い学童期六歳、七歳、八歳、九歳の四年間で土曜日、日曜日は両親との遊びの時間を多く作っていただきたい。

スマートフォンなど見ないで！　両親は、子供の動きと発言にアンテナを立てて見守る。「笑う、しゃべる、走り回る……」動きの中で八歳、九歳がどんなことに興味を示すかが分かってくる。

それに合わせて一〇歳で学ばせる塾、スポーツ等が決められる。

注意していただきたい心のケアーがある。

一〇歳未満で勉強しろと圧力をかけないで下さい。

- 勉強が嫌いになるだけではない。
- 思春期に入る中学生から高校生にかけて、親子関係が悪くなる傾向に向かう。場合によっては、圧力をかけ過ぎた家庭では、暴力が始まったりする。
- 老後の親の面倒を見なくなる。
- 社会人になった時、同僚や上司との関係がうまくいかない。転職、転職をくり返して、引きこもりの生活になる。

幼い頃から一〇歳頃までは、家庭内で挨拶や食事の支度、片づけのお手伝いをさせながら、理科、社会に役立つ生産地等の勉強を教えてあげることで、人の世話ができるようになっていく。

「一流大学への入学が全てではなくなる時代」に二〇二三年から入ってきている。日本社会では、一流校の卒業を目指す傾向が根強くあるので、早くから学習塾に行かせる。そのため家庭内で日常生活で、生きていく学習が抜け落ちている。

と共に親を思う気持ちが薄くなりつつある。ひとり時間を過ごしている。ＩＴの機器類での勉強を児童から始めさせている。

そこで、人と目を見て話すことが苦手な子に育ててしまう。

そのことが、学校へ行っても友達作りをするのが辛くなっている。

●ひとりで過ごす学校生活で、「たったひとつの嫌な出来事」がきっかけでこれらのことが起こる。そうすると不登校になりやすくなるという問題が生じる。

その反対に！

●家庭内で両親や兄弟と多くしゃべり、遊ぶ児童は、比較的活発に育つことがあり、学校でからかわれたり、イジメ等に遭うと、相手と戦う精神力ができている。従って、不登校になりにくい。

一〇歳までの学童に対しては、家庭内で人にイジメに遭わない常識（マナー）を徹底して、挨拶から教える。人に話しかけられた時に、声で速答ができる児童はイジメに遭わず、人とうまく付き合っていかれる。

子供がいじめられている時、相談できる親になって下さい

家庭教育とは、一生その子が生き抜く知恵をつけさせる場である。

ＩＴ機器の急発展で、どの家にもスマートフォンやインターネットそしてパソコン等が普及してきた。その時代に産まれ育った子供達は、機器と幼い頃から付き合って来ている。

日々画面を見て過ごすことが、長時間に及んで、「イライラ、体の倦怠感、面倒くささ」等を引き起こしている。そして深夜まで寝つくことができない。

成長期で一番大切な時にあたる「一〇歳、一一歳、一二歳」小学校四年生、五年生、六年生の時期に、十分の睡眠がとれなくなる。身長の伸びも悪くなる。

身体の成長だけでなく、心の成長も遅れる。

「心の成長が遅れる」と人生でどんな弊害が起こってくるのだろう?

イジメられるということが起こるかもしれない。

自分の子供がイジメられている時、心の悩みを相談できる両親になって下さい。

(1)イジメ対策としてイジメた相手にスキを見せない努力をさせよう。怖さを感じても、相手の顔を見る、大きな声で挨拶する。

(2)イジメた相手が、「こいつをイジメても面白くない」と思わせる大きな声で答える。

(3)自分が対処できない時は、近くの家に助けを求める。警察を呼んでもらう。

(4)怖くて、次の日学校へ行きたくない時は、両親のどちらかについて行ってもらい、担任に、昨日の話をしてもらう。学校側が対処してくれない時は、教育委員会もある。

子供の命を守るために転校も考えておこう。

今は、一流大学入学が全てではない時代に入ってきた。大学を卒業しても、仕事につくことができない人がいる。日本でも就職が困難な事態が起こっている。お隣りの中国では、日本以上に就職が困難になっている。

ＩＴの機器類で育った子供達に何が起こっているのか⁇人と対面するのが、苦手になっている。精神面の弱体化が起こっている。「イジメ」に対して、「就職」に対して立ち向かう精神力の弱体化が起こっている。

時代を先取りした家庭教育をめざしてほしい

社会に出てから、行き場を失う、生きるための生活費がいる。

二八歳↓三〇歳↓三五歳

追いつめられた年齢の人間が「闇サイト」に応募してしまう。本人達は「闇サイト」が怖いと知っている。なのに、なぜ応募するのか？

ＩＴの機器類の中で育った若者達は、ひとりでスマートフォンを覗いている。

その時間が長かったために、人とかかわるのが苦手になっている。その理由から全く知らない人と組んで、高額アルバイトをしてしまう。「知らない者同士だからまあいいか！」と思える心の闇を抱える人に対して心の動く「闇サイト」応募に引っかかってしまう。

一流大学を卒業するよりも、自分の子供が犯罪を起こさない人生であることが重要視されてくる。子供のことを考えた家庭教育を目指して欲しい。最終目標は、両親が高齢者になっても寄り添える子育てをしよう。

睡眠の妨げになることは健康をそこなうことにつながる

現代社会において、スマートフォンは生活の一部になっている。若者世代に「スマートフォンを見ないで」と言っても通用しない時代である。

心身が成長するためには、睡眠の妨げになることは、健康をそこなうことにつながる。学童期ならば、一日に四五分間から一時間までの使用と決めよう。充分睡眠が取れていれば不登校は八〇％なくなる。

昭和の時代

学童　七歳～一〇歳まで

二三時から六時三〇分まで睡眠していた。

平成の時代

両親が共稼ぎの時代に入ると、親の帰宅を待つことで、睡眠時間が減っていった。

ケイタイ電話が普及し、スマートフォン、インターネット時代に入ると、大幅に睡眠時間が減った。待つと切れる、怒りが発生してきた。不登校も増えた。

大人でも、睡眠不足になると、理由なく弱者に怒りをぶつける。虐待や交通事故を起こしてしまう。そしてうつ病に入っていく。

ましてや成長が盛んな学童期の睡眠不足は、

①集中力を失い、学校の授業について行けない。それが不登校につながる。
②学力低下で馬鹿扱いされる。イジメが生じて不登校になる。
③からかわれる、イジメられるのは突然始まるのではない。睡眠不足で体育で「跳び箱がとべない」などからかいの原因を見せてしまっている。からかわれて、下向きの困った表情を面白がるきっかけを見つけるのがイジメる子供の特長である。

しかし、言葉が十分発達していない学童は、人の動作を鋭く見ている。「人を見る観察力」が優れている。そのためからかう相手を特定したりする。

さらに親の仕草を見ている。「親の顔色」を見て、行動する一面がある。

「症例」深夜に聞いた母親と祖母の話が心配で不安症を発生

一一歳五年生の男子、クラスで一番の成績を叩き出していた。

引越しをして、大阪から東京に父の仕事で来た。

一学期、二学期は大阪弁でからかわれていたが、成績はいたって優秀だった。冬休みになって、大阪の祖父母の家に泊まりに行った。深夜遅く母親が「父親と別れたい」と祖父母に話をしている。彼は、祖父母の家で、寝つくことができない。そんな時に耳にしたのが、母が父と別れたいという衝撃的《しょうげきてき》な話であった。

次の日も、次の日も母が別れたら大阪で暮らすのだろうか。父とどうやって暮らすのだろうか？　思いつく想像を巡らせることが、日課になってしまった。

三学期が始まったが、勉強に全く集中できなくなった。毎日が不安でいっぱいだった。

朝、登校する時間になると、下痢が始まる。次の日は、朝起きれない。

そして、成績表を持って帰ってくる。それを見て、母親は驚いた。クラスで最後から四人目まで成績が下がっていた。毎日のように続く下痢、薬を飲んでも、その日だけであった。

たまたま僕のクリニックがマンションの近くで、彼と母親が来院した。

母親は待合室で待っていた。彼に何があったのとたずねる。

彼は五年生で、しっかりしている様子だが、答えは、「さぁ〜、何だろう」と言うだけで、本心を話したがらない。

彼が大阪で「祖父母と母が話している内容」を聞いていたことを知られたくなかった。

本心を話してくれたのは！　「ここでは、治せない。大きな病院で見てもらうしかない」と僕が言ったら、重い口を初めて開いてくれた。

僕から母親に、離婚するのか？　と聞いてみると言った。

五年生の男の子は、「先生、頼む」と言って、やわらかい顔になった。

母親と話した後、彼に「お母さんは、お父さんのことが大好きなんだって。別れないよ！」と伝えると、親子で何もなかったように手を繋いで帰っていった。

「ちょっと待って。勉強の巻き戻し大変だよ」と言うと、「大丈夫だ、まかせておいて」と言われてしまった。

子供の前でお金がないとか、家賃が払えないとか、そんな話はしないで下さい。子供は、このアパートを出ていくのか？　と不安をつのらせてしまい、学校へ行っても先生の話が耳の横をすべる。勉強を全くしない状態になってしまう。

彼の病気は、心身の不安症を発症して、朝の下痢になっていたが、「心の不安と悩み」がとれると、すぐに下痢は止まった。通院の必要は無しになった。

子供の視力低下に注意

今、学童の視力低下が、急速に始まっている。学童の近視が六五％～七〇％くらいになっている。

今、中学生から高校生にかけて八五％が近視になっている!!

家庭内でのスマートフォンやパソコンの使用を四五分間に減らしても、学校や塾で画面を見る授業が加わることにより、一日三時間は、画面を見ることになる。
そこで、近視の増加につながっている。

三年間のコロナウイルスの生活により、ひとり時間の退屈しのぎに、画面を見る悪い習慣ができてしまった。学童期に目のかすみが生じてくる。

目の両サイドにあるピント調整がゆるむことで、かすみが生じてくる。

同じ所を長時間集中して見る。画面に夢中になっていると長時間過ぎていることを忘れる。

•感覚のズレが生じる「時間のズレ」が始まる。

•目のピント調整がゴムのように伸びきることで遠くを見るとかすみが生じる。

目と脳は直接つながっている体の機能である。

•脳疲労が起こってくる。

頭頂葉にあたる所に脳中枢がある。一cm四方に四〇億とも言われる視神経が集結している。

学童期（六歳～一二歳）から前思春期（一三歳～一五歳）、こうした時期に画面を見る時間が長時間続くことで、脳疲労を起こしてしまう。

一cm四方に四〇億とも言われる神経の集団に、脳疲労で異変が生じる。

症状として、目のかすみは、初期症状の軽い程度である。しかし神経の集団が一番大切である命を守る自律神経に異変が起こってしまう。

脳疲労が蓄積されると、不眠になる。すると、うつ病が発生する。

被害妄想が発生する場合がある。

⬅

閉じこもりがちになる。さらにひとりで画面を見続ける生活になる。

⬅

人の動作や物音で被害妄想を発生させる。

不登校どころの騒ぎではなくなるのである。

四章　大切な学童期には
ワクワクする楽しいことをさせよう

子供が被害妄想を発生、うつにかかる

親が一言！　不登校の子供に、「いいかげんに学校に行け!!」と言う。そして社会人になった子供に対して「いいかげんにきちんと働け!!」と言う。

子供は、「自分は親にとってジャマな存在」と思いこむ。親のスキを見て、親が困ることをする。

(1)万引き
(2)放火
(3)親殺し
(4)自殺

思いついたことをする。直接行動に出る。

被害妄想を発生させてしまう。

親の説得、教師や警察の説得では収まることはない。その場しのぎの返事をするが、時が過ぎて、再び親の一言が気に入らないと、とんでもないことをする。学童期から中学にかけ、ＩＴの機器類の画面で、ひとり遊びを過ごすことで、不満の度合いの高いストレスが体の中に溜まり続ける。

不満のストレスエネルギーは、親や教師、兄弟に向けられる。ストレスエネルギーの爆発は最悪、「人を殺す」まで収まらないことがあり、警察の救援が必要になってくる。

機械類に囲まれている学童や中学生は、心の開放がない環境で育っているために、「二〇二三年、二〇二四年」と次第に凶悪犯罪が増えている。

昭和の時代には、家庭に一台のテレビを全員で見ていた。昭和の終わり頃には、家に二台〜三台テレビが普及した。この頃から、ひとり遊びが始まってきている。祖父母とは住む家が別々になり、兄弟も少ない家族構成になっていった。

両親は、一流大学へ進学させる目標をかかげるようになった。両親の共稼ぎが普通になっていた。

学童が帰宅して、ひとりで親の帰りを待つ「カギっ子」という言葉が流行した時代から、少年が殺人や万引きをする事件が増えてきた。

そして、ポケットベル、ケイタイ電話が普及していくにつれて、親子が顔を見て話す時間が少なくなった。

なぜ親子が話す時間が少なくなったのだろう。

ケイタイ電話、そしてスマートフォン、インターネットの普及につれて、親は昼はもちろん、深夜まで働くことが多い時代へと流れが変わっていた。少しでも、余裕ある暮らしをしたいと仕事を優先していた。

置き去りにされた子供達の心に変化が出ていた。「カギっ子の孤独」がうつ病を発症させた。

自分の子供が犯罪者にならないように

かつて、この時代の学童は、運動場で「ドッジボール」「鬼ごっこ」をして楽しんでいた。近視、骨折はほとんど報告されていなかった。太陽の下で、体を動かす時間が多くあった。「心の病」も、それほど多くは報告されていなかった。

ＩＴの機器類が進化に進化を重ね、ＴＶゲームからケイタイ電話、スマートフォン、パソコン、インターネットが普及されてから、一五年～二〇年間に渡り、人としゃべることが少なくなり、直接しゃべることが苦手という学童や中学生が増えてきた。目の病気、かすみ目から、心の病へと進んできたのだ。

教室内でグループに入れない学童が、イジメにあう問題が起こってきた。親に、イジメられていることを話すと、親が心配するので話せない。遺書めいたメモがあった。学童の五年生（一一歳）、六年生（一二歳）にして、自宅マンションから の飛び下り自殺が出てきた。

人は、学童であろうと、大人であろうと、学校と職場で人の輪に入れなければ、対人関係の悩みが発生する。夜、寝つけず、一週間もすれば、徐々に「うつ病」に近くなる。そして自殺を考えるまでに病状を進めてしまう。

ＩＴの機器類によって、脳疲労からきた「うつ病」は、タチが悪い。どうせ死ぬなら、大きな事件を起こして他人を巻き込んで死にたい。そんな発想はどこからくるのだろう。

現実ではない映像を日々見て、数年過ごすことで、現実と画面上の境目が混乱してしまう。ＴＶゲームと同じ感覚になる恐ろしさがある。

自分の子供が犯罪者にならないように、ＴＶゲーム、スマートフォン使用は、短時間と決めよう。

スマートフォンがなくても時間が過ごせる教育をしよう。

落ちついて物事を考えられる時期に、生きていく智恵を教えよう

学童期の一一歳から一二歳になると、大人の脳とほぼ同じ重量に脳が成長する。七歳、八歳、九歳では、長時間おとなしくできなかった子供が、一一歳、一二歳になると落ちついて物事を考えられるようになる。

この時期を目標に、生きていく知恵を教える。学業の宿題が終わってから、母親と一緒にまずは食事作りをしましょう

(1)ごはんのたき方
(2)みそ汁の作り方
(3)魚の焼き方
(4)玉子ごはん
(5)野菜サラダ

大学でひとり暮らしができる生きていく知恵を教えよう。なぜ？　「大学に入学してから、教えればよい」と思いがちだが……成長してからでは、面倒臭くなって、コンビニのオニギリ、弁当を買ってしまう。栄養バランスが崩れてしまう傾向になる。

●体調の乱れから、学校を休みがちになる。

●本人が、かつての希望だったアルバイトもできなくなる。

実は！　面倒臭い作業は、脳が大人の重量になる一一歳〜一二歳（学童期）、一三歳（中学一年生）までに体で覚える習慣をつけることで、一生の人生を通しての普通のこととして、手早くできるようになる。

生きて行く習慣、ごはんを美味しく炊く秘訣を教えよう

男子、そして女子を問わず、ごはんを美味しく炊く秘訣を教えてあげる。

●みそ汁に野菜と豚肉を少し入れる。そしてゴボウとコンニャクも入れる。味つけのみその量は母親に教えてもらう。

まずこの二つを教える。次の段階で!!

あとは、魚を焼く。メザシまたはシャケ。上級作業として野菜と肉のカレー。注意として川魚は皮から焼く。海の魚は身から焼くのが秘訣である。これだけ、教えてあげる。

●栄養バランスが取れている食事は、腹が減らない。理由は、血液中の栄養バランスが取れているからである。

●栄養が片寄ると、血液中の血糖が下がり、食べても、すぐ腹が減ってしまう。

●育ち盛りは、身長が伸びると共に、大人へと変化するホルモンが分泌され、女子は「月経が始まる」。男子なら声変わりが始まる。

大人の脳の重量になる三年間に生きる知恵を教える。そこで一生の土台ができる。

学童期に身につけた一本の軸が次の自信につながる

長い人生で、勉強は、一生、ゆっくり学力をつけられる。しかし、親を思いやれる大人になるには一一歳から一四歳の三年間で、家庭で学んだことが、親が老いた時に、親に「寄り添う」ように成長してくれる。

だいたいの親が、「学童期一一歳、一二歳、中学一年一三歳」で、「ごはん、みそ汁、魚を焼く、カレーを作る」等は考えてはいない。

学童期に上手にごはんができると、食事の用意を手早くやることが苦にならなくなる。体験学習で、自分の特技として、生きる自信になる。

一本の自信の軸ができる。

学童期に自信をつけた一本の軸。この一本の軸に、次の自信がつく。スポーツ等で枝がどんどんついていく。

自分が何者になっていくかの夢を持って生きる。人間形成ができる。大切な時期は、長い成長の時間の中でたった二年半から三年しかないのである。中学二年生から高校生になると、恋心が芽生え、地味な作業より、表面的なカッコいいという異性の目を引く時期に入る。

例えば、家の手伝いをさせる、買物に行かせるが、店の外で電話に夢中になって、話しこんでいたりする。家のことをするのに、気持ちがそこにない。

学童期にお手伝いをさせていた子供は、友達から電話がかかってきても、「今、家の手伝いをしているので、後で電話をするね」と言える。自分の考えを相手に伝えることができる。「自分という軸がある子供と、無い子供との差」がはっきり分かるようになる。

この軸のある子供は、きちんとした判断力を身につけている。

親が老いた時に、自分を育ててくれた親を守ろうとする判断力と繋がりができる。大切な軸である。

学童期の新しい脳は良い好奇心の驚きを一生焼きつける

学童の素直な心と、大人の脳に近づく新しい脳は、良い好奇心の驚きを、一生焼きつけてくれる。知恵の基本ができる時期である。

なぜ、「みそ汁、ごはん、焼魚、カレー」なのか。他のものでも良いのでは?

一一歳、一二歳の学童の子供ができる食事で、これが一生食べても飽きがこないメニューだからである。

美味しい味覚は、万人に共通している。子供の時にホットケーキとハチミツで楽しんだ記憶で、ホットケーキのとりこになる。両親や兄弟で過ごす思い出は、家族の絆となっていく。だから、学童期後半にこだわっているのである。

食べものの美味しさの中で、周りの空気感を体で「味わう、感じる」ことで、子供が成長して、結婚する時に、両親の空気感に近いほうを選択しやすく、平和に暮らしていける。

悪い例で話すと、酒飲みで、暴れる父親の空気感を学童期に味わっている子供は、怖さが慢性化していて、そんなに恐怖感を感じなくなる。結婚相手に暴力をふるわれても我慢することが多い。

味覚が前頭葉を刺激して想像力が生まれる

美味しい「具材がたくさん入ったみそ汁とごはん」が作れると、次は「具材に何を入れようか?」と考えるようになる。知らないうちに、感覚が研ぎ澄まされる。繊細な感覚になっていく。それと共に想像が豊かになる。

学童期に体験した味覚が、前頭葉を刺激して想像力が生まれるようになる。どうすれば、美味しい物が作れるか?　と考えるようになる。考える力が前頭葉に枝葉《えだは》を広げていく。

実は、味覚が研ぎ澄まされることから始まる「考える力」が貴重だ。

これが!! 算数→スポーツ→あらゆることにおいて「自分はなぜ、これしきの問題が解けないのだろうか?」と悩んで、努力することにつながる。そして努力の末に問題が解けるようになる。

努力する前に諦めてしまう人間にならないように

だが、研ぎ澄まされた想像力を持たない子供は!! できない場面に出くわすと、「自分は馬鹿だからできない」と最初から投げてしまう。努力することができなくなっていく。

困ることは、大人になっても努力する前に諦めてしまう人間になることだ。

一度しかない人生をいかに過ごしていくかを考える力が養われるのは、学童期後半(一一歳～一二歳)にあるのだ。

- 味覚から考える能力を育てると、興味が起こりやすく想像力を豊かにさせられる。
- 美味しい物を作る体験で、火を扱う大切さを教える。例えば、電話が鳴っても、絶対に火のそばから離れない訓練が、精神的強さにつながる。優先順位を判断できるようになる。徹底して火の怖さを教えよう。電話は後でかけ直せるが、火災で命を失う、住まいを失う。
- どうする!!　どうする!!　と話をして聞かせる親が、何度も注意して聞かせたことは、心と体の奥底まで入っていく。

親は面白く生活の話をしながら、体験させよう

大切なことを子供の時でなく大人になってから教えるから、電話の話に気をとられて火災になる。

大人になると、自分は大丈夫という過信がある。火から離れ目の前の電話を手にとってしまう。気になる話は長くなり、夢中になってしまう。

親が忙しく働いていて帰宅の遅いことが多く、子供と一緒に夕食を作ったり、一日の出来事の話をする時間も少ないために、火の扱いの怖さを教えていない。

子供は、テーブルの上の五百円で菓子パンを買って食べる。そうして成長していく子がどんな大人になるだろうか。


学童期（一一歳～一二歳）の後半は一生を左右しやすい。

いろいろな能力が身につく時である。この時期に人間形成が完成する基本ができてしまう。親は、子に面白く生活の話をしながら、体験させる。そのことは、その子の未来の才能を育てるのである。

学習塾と宿題が終わったら、面白く時間を過ごす毎日の段取りをしよう。

ワクワクする夢の固まりが体を引っぱっていく馬力となる

学童期に虐待された子供は、心の傷を成長と共に大きく広げていく。「自分で、自分の体を傷つけるリストカット」をするようになる。そういうケースが多い。

学童期の子供達には、叱る数以上に、楽しい体験をしてもらおう。その中から得意になり将来の夢につながるよう、ぜひ協力をしていただきたい。

学童期に胸がワクワクする楽しいことは

- サッカー
- 野球
- クラシックバレー
- 音楽
- 水族館めぐり
- 美術館めぐり
- ハイキングと植物園めぐり
- 美味しいものを作る

味覚、触覚、嗅覚、聴覚が鋭くなると、運動能力が向上する。すると、感覚も良くなる。そこで、できない苦手なことに対し、「自分は、なぜできないのだろう」と考える。自分と向かい合う時間が生まれてくる。

学童期に苦手なことでも、考えて、自分と向かい合った子供達は、中学生になると急にできるようになる。

●成績が伸びる子
●スポーツが伸びる子
●歌が上手に唄える子

様々な分野に進む目標を持ち、夢を広げられる。

ワクワクする夢こそが、体を引っぱる努力する行動に進んでいける。

才能とは、ワクワクする夢の固まりがどれだけ大きいかによって、体を引っぱっていく馬力になれる。それがあるか、ないかの違いだけである。

頭が良い、悪いではないのだ!!

文明機器であるスマートフォンやＴＶゲームは人が作った指先で操るものであ

り、それを使って「想像力で自分と向かい合う」「自分自身の精神を強くする」ことは、難しい一面がある。

ＩＴの機器類と向かい合うのは、一日に四五分間ぐらいに決めておこう!!

五章　中学生、高校生が脳疲労で正体不明の症状を出している

たった二〇年で正体不明のテクノストレス症候群が発生

現在の診療を見て思う。一番の気がかりがある。

昭和の時代、大学病院で学びながら、治療にあたっていた頃は、患者さんの多くの病の原因が明らかであった。

心の病である「統合失調症」や「うつ病」が遺伝してしまう。大学受験失敗や、離婚問題をこじらせ長びかせ、悩んだ末、うつ病で自殺未遂といった病気になったという原因が分かっていることが多かった。

時代は流れ、四〇年前のポケットベルからショルダーバックスタイルのケイタイ電話の箱形が出た。

大きな形のケイタイ電話で話をするとしたら、あらかじめ話を書いたメモがあった方が良い。

公衆電話がいたる所にあった時代である。

「ああ、あのー、そのー」という一瞬に料金がかかって一〇円玉がなくなる。

そのことで一〇円はたくさん必要だった。


大きな箱形ケイタイ電話から、あれよあれよという早さで、手の平サイズのケイタイが登場した。

三五年前から三〇年前にかけ、中学生がケイタイを持てる値段設定になった。

問題が始まったのが、三〇年前、ケイタイ電話依存の友達からきたメールや電話にすぐ返事しないと、学校で「無視、仲間はずれ」にされる。

イジメによる不登校が出てきた。


だから、中学生は、ベッドの中にケイタイ電話を入れて、そして寝る。この頃から中学生のケイタイ依存が多くなっていった。

そして二〇年前頃からスマートフォン、TVゲーム、パソコン、インターネット時代に入ってきた。

たった二〇年間で「正体不明」のテクノストレス症候群が発生。学童期後半から中学生に、そして高校生に成長していく中で、長期間、機器類の使用者に、正体不明の症状が発生してきている。

中学生がカバンを持ったまま母親とクリニックに来院

昭和、平成時代までは、心の病の原因が明らかであった。しかし今は、正体不明のテクノストレス症候群が発生している。

そして、様々な症状が顔を出してきている。
中学生がカバンを持ったまま、母親と待ち合わせてクリニックに来院。
●学校で頭痛、吐き気を訴える。
●集中力が全くない。来週からテストだというのに、机の前にすわって本とノートを開けるが、強い体のだるさに襲《おそ》われて、勉強に身が入らない。
そういう症状を、多くの生徒さんが訴えている。
●朝から午前中にかけて、登校の支度をして家を出るが、通学中ずっと、ボゥ～としている。
まるで、雲の上を歩いている感じで、食欲もなく、ジュースかコーヒーを飲むのがやっとである。
●あまりの怠さ、気分障害のため、早退になってしまう。

症例 中学三年女子、眼科、内科、耳鼻科で異常なし、最後にメンタルクリニックに

最初の段階で、頭痛薬と胸やけを抑える薬を買って、飲んで、一週間が過ぎても体がスッキリしない。病院で検査をするが、特に異常がない。

娘の様子を見ている親が、このままでは、希望校の入試に支障が出ると、あらゆる病院を回るケースが多い。

「目のかすみ」から、「体の怠さ」、「気分障害」、「強い頭痛」などで多くの科を受診している。

眼科、内科、耳鼻科を訪れても異常なし。

最終的にメンタルクリニックへやってくる。

私のクリニックで「テクノストレス症候群」と判明する。

長期間、年数をかけて、画面を見続けていた。脳疲労は、正体不明の症状を出

し続ける。日によって症状が変化する人が多い。

人の体に表れる症状はモグラ叩きで出る。

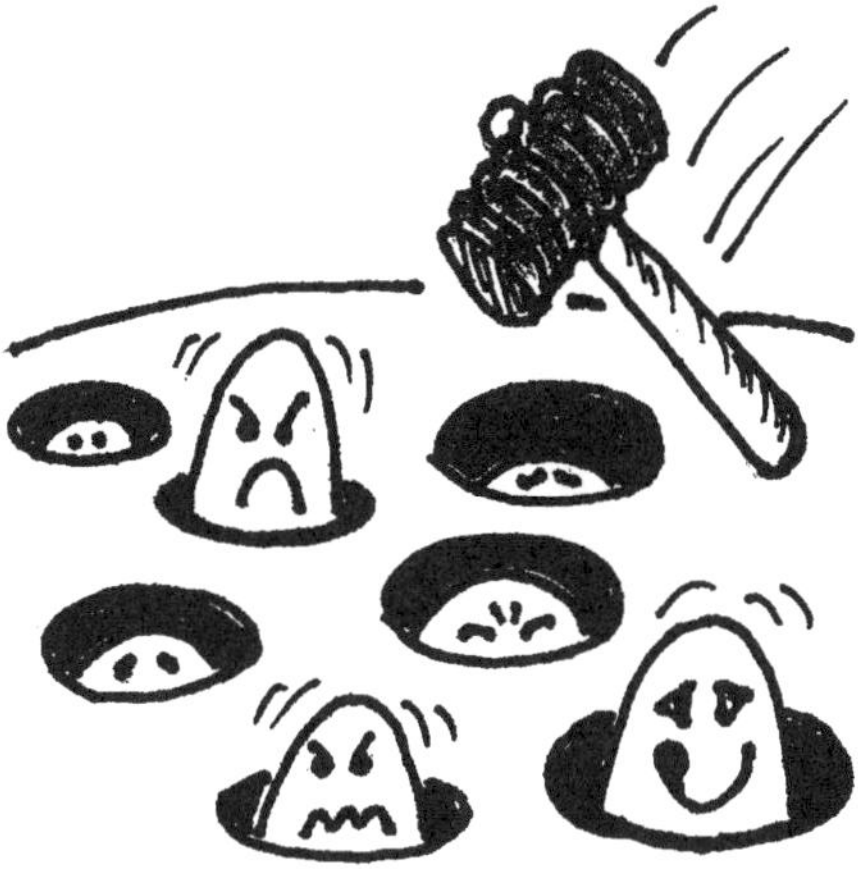

集中力がない
肩凝り
関節痛
頭痛
めまい
首の痛み
体の重苦しさ
足の浮腫

脳疲労は一時的記憶喪失を起こす

脳疲労がなぜ正体不明の体の不調を出してくるのか。

その理由は、一晩寝ても脳疲労は治らない。脳疲労が溜まったうえに、次の脳疲労が重なってくる。従って正体不明の形で、病状が出てしまう。

日によって症状の出方が変化する。

そこで、本人はどこを治せばよいか悩んでしまう。

学校の勉強の遅れを取り戻したい。

机に向かっていても集中できない。

机に向かってすわっているだけで、体のだるさが襲ってくる。

困ることに、テクノストレス症候群による脳疲労を放置することで、体の痛みと、体の重だるさで、気分が晴れる日が全くない。

不眠により、新たなうつ病が重なってしまう。

- 蓄積された脳疲労は、思いがけない症状、一時的記憶喪失（二～三秒）を起こす。
- 脳の海馬体にあたる所のヒューズが飛んで、体を守ろうとする仕組みになっている。
- 人にとって、二秒～三秒は気のせいだとして片づける。
- もしも、車に乗っていて、スピードが出ていれば、命を落とす危険がある。

目の前が、真っ白になった二秒ぐらいは、気のせいだったのか？　と思う。誰だって、二秒の異変は一度であるなら忘れるか、なかったこととして、放置してしまうであろう。

治し方としては三日間は機械類を絶対見ないで安静に

一時的記憶喪失が起こった時は、三日間は安静にして欲しい。

- ＩＴの機器類を使わない。画面を絶対に見ないようにする。
- 勉強も仕事も少し休む。
- 体は、安静にして、三日すぎてから徐々に動こう。
- これまで長期間の画面を見ることによる不眠の脳疲労の蓄積からきている状況なので、治すのに半年から二年間かかる。

いかに、ＩＴの機器類からくる脳疲労が怖いのか知ることで、自分から画面を見る時間が減らせるのだ。

そのことで、次第に症状は回復に向かうだろう。

●脳疲労の特徴として、最終的に孤独でとじこもる。
●成長してから、仕事につくことができたとしても、人間関係がうまくいかず、転職をくり返す。
●三二歳～三五歳になると、転職の門が狭くなり、仕方なく嫌な仕事につくが、長続きしない。そんな時「闇サイト」の危険な罠にはまりやすくなる。
●ひきこもりで全く外に出られなくなる。親の年金で生活するしかない。大人のひきこもりは日本では六〇万人を越えている。

親が、高齢者になった時に、寄り添える子育てが、日本の重要なテーマになってきている。

中学生、高校生のストレスが急上昇している

なぜ、中、高校生がストレス度を高くしているのか？

昭和の時代は、スマートフォン、インターネットを扱うことがなく、「脳疲労」ということすら話題になっていなかった。

成長期は体を動かす、野球、テニス、ゴルフ、バトミントン、バレーボール、そして、柔道、剣道、合気道等、数々の競技が盛んであった。

スポーツができなくても、チアガール、応援団が盛んであった。

何かしら選択ができた。

それに加えて、思春期に入ると、「好きかも」と思う初恋の心が芽をふいてくる。

女子であれば野球部のマネージャーになり、部員の世話をする。そのことで、憧れの人と毎日、顔を合わせるだけでドキドキ幸せ感を感じられる。

そして、柔らかい、恋の味を楽しんでいた。

ストレスを感じる思春期ではなかった。

ＩＴの機器類の発展により、イエスかノーの世界に変わった。ラブレターでなくて、メールで連絡する。返事は駄目ではなく「無理かも」という返信。

「ＹｅｓかＮｏ」の間をとりもつ考える時間が無くなってしまった。

恋をするにしてもハラハラ、ワクワクする時間が無くなり、いきなり「無理かも」のＮｏがつきつけられれば谷間に突き落とされた気持ちになる。

そりゃあ腹がたつだろう。

もしラブレターで返事がこなければ、一週間で相手に好かれていないと覚悟できる。

人は、考える余裕が無くなったら………どうなる。

想像する恋をあたためる時間が無くなる。

新しい恋が楽しくない失望になってしまう。

「ＹｅｓかＮｏ」の世界で、間がない。間には、未来の夢と想像する力のエネルギーが詰められている。

間がない「ＹｅｓかＮｏ」の世界になると、人は凶暴になってしまう。

凶暴になぜなるのか！　夢を見る余裕がなくなると、内側に溜った、ストレスのエネルギーが毒ガスに変わってしまい、気にいらないことに対して、暴力を持って、内側のストレスを吐き出す現象が起こってしまう。

睡眠の乱れは心と体の乱れをつくる

中学生・高校生の原因不明の不調について考える時、まず第一に睡眠をみてみよう。

学童期後半から中学生の正しい睡眠時間

- 二〇時に睡眠に入ることで、体を治すホルモン分泌が、夜中の一時～二時にかけて起こる。小学生なら、二〇時頃に睡眠に入ろう!!
- 三時半まで成長ホルモンが大量に分泌される。正しい睡眠をとることで
- 身長が伸びて女子は「月経」に向けて、活動が強くなる。同時に、体が女性の体つきになる。
- 身長が伸び、男子は口ヒゲが伸び、声変わりをしてくる。精子工場が活動を始める。
- 同時に大人の脳の重量になるからこそ、大人へと、成長していく。

高校三年生から大学生にかけての正しい睡眠時間

- 二三時から睡眠に入ると、一時～二時に体を整えるホルモン分泌がなされる。

・二時〜三時にかけて成長ホルモンが排出。
・朝六時までは、体の痛んだ箇所の調整が進む。少しずつ睡眠は浅くなっていく。
高三から大学生は、なぜ二三時まで起きていて良いのかというと、大人の脳への成長が整ってきているからである。そして多くの機能が同時に働けるようになっている。

悪い病気は、毎日の乱れた睡眠が原因で起こる。

深夜の一時、二時、三時が一生を決める

正しい睡眠時間を守らない日々が続いた人は、悪い結果が次の通り起こってくる。
・身長が伸びない。
身長の伸びる時期に、成長ホルモンが排出されない。

そのため、身長が伸びない。遺伝子の働きも加わる。
- 女性なら、生理が遅れる。月々の周期に乱れが出てくる。
- 男性なら、精子の数が減る。受精しにくくなる。
- 正しい睡眠で生活してこなかった人は、理性が欠落して落ちつきがなく、すぐ怒ってしまう結果となり問題人間となりやすい。

その人のコンプレックスを生み出す原因になることもある。

ＩＴの機器類の画面を長時間見続けた人は、いざ睡眠をとるとなった時、テクノストレス（脳疲労）により、脳の興奮が治まらない。

深夜一時、二時、三時がその人の一生を決める。

身長の伸びが悪くなる。受精しにくい体をつくる。そうしたことが、その人のコンプレックスを生み出しかねない。

ＩＴの機器類を学童期から操ると、長時間が過ぎている可能性が高くなり、成人に近づくにつれて、心の病を発生しやすい体を作ってしまう。

若い成長盛りに、心の病であるテクノストレス症候群にかかってしまうと！

半年や一年で再び同じ症状をくり返す。完全に治すことは不可能に近い。

なぜなら、一度機器類の画面に浸かってしまうと、スマートフォンを手離すことができなくなるからである。

そして症状が軽くなると、自己診断をしてしまう。

「もう大丈夫だ！治った！」と再び画面を見る生活に戻る。

そこで、半年から一年で脳を興奮状態にさせてしまい、心の病が再発する。

ＩＴの機器類によって、脳疲労が根底にある限り、心の病である心身症がくり返して起こってしまう。

中学生、高校生、大学生に進むにつれ、最初は軽い頭痛や肩凝り、耳鳴りに過ぎないが、目のかすみから、寝つきが悪くなる。

寝つきの悪さが心身症、うつ病へと進む

寝つきが悪くなることで、次の段階に進む。

- 心身症を含め、うつ病へと進んでいく。
- 精神が落ちこみ、やる気がなくなる。
- 学校の成績が急に下がる、「うつ病状態」が発生してしまう。

大学に進み、就職活動が始まる頃に、感情の不安定さが拍車をかける。

一発で就職内定が決まれば良いのだが、内定が決まらない。一度、二度と内定が決まらない。するとプライドが傷つくことで、うつ状態が本格的うつ病になる。

次に、困ることが起こる。

大学卒業ができた。そこで、金銭に余裕がある家なら、就職活動時間を稼ぐために、大学院へと進む形をとることもある。

日本国内だけではなく、今は中国での就職活動も大学院に進む時間稼ぎが起こっている。

次に困ることとは！

ＩＴの機器類の画面と向き合って、「軽い心身症や、軽いうつ病」に向かっている人達は、仮に、内定が決まったとする。

しかし人間関係がうまくいかないケースが多い。

上司と同僚と向き合って、何を話したら良いのかがわからないうちに五分間すぎてしまう。

人と向き合う緊張感から顔がひきつる。

五分～十分、長い地獄に感じられる。

先輩から飲みに行こうと誘われた時に、これで失礼します、と言わざるを得ない。
ギリギリの我慢から、帰宅しても寝つけない。
悩みが始まる。
「明日どんな顔をして先輩に挨拶をしようか」
あれこれ悩む。
こうした、心理状態の人達が増えている。
転職サイトの会社が増えている背景には、対人関係があげられる。
会社に自分の居場所がなく、友達ができない。
転職に踏み切る。
次に困ることがある。

時間をかけ、転職から転職をくり返したあげくに、三十代の声を聞く!

一気に、希望先が狭い門となる。

転職活動で、やっと決まった仕事先は希望職ではなく、歳下の先輩に命令されてする仕事の日々に、我慢できず、半年、一年でやめてしまうことになる。

六章　人酔い・気分障害・うつから子供の未来を救う

症例 人酔い① 学校へ行っても吐気でトイレから出られない

学校にやっと辿りつく。教室に生徒が一人一人と増えてくる。心の病である人酔いが起こっている。吐気に襲われて、トイレにへばりついて動けない。教室に戻って、自分の席につくが、再び吐気に襲われる。医務室で母親を待って帰宅する。家に帰ると嘘のように、吐気は治まる。

症例 人酔い② 会社訪問で吐気でトイレから出られない

大学三年生で興味ある会社訪問を始めた。

会社の中で、働く社員さんの姿を見学予定。突然、強い吐気に襲われてしまった。

トイレからなかなか出てこられなかった。

心配した社員さんに迷惑をかけてしまった。

女子大生は「突然、吐気を起こすと妊娠していると勘違いされるのでは」と考えて、さらに悩みが大きくなり、夜寝つけなくなった。

彼女の場合、心身症であるテクノストレス症候群による吐気であったが、この先、就職活動が難しいのではないかとひとり悩んで眠れなくなった。

「うつ病」を発生させて病は深刻になっていった。

学校では、最後の単位と、卒業論文を控えていた。

だが、学校に行くにも朝起きられない。

心が焦る。体はベッドにはりついて動けない。

心身症の人酔いと、うつ病を合体させると

長年に渡りテクノストレス症候群を抱えたまま、生活をしてしまった結果、心身症の人酔い症状、吐気とうつ病を合体させてしまった。

このように複合症状を発生させると、その日の状況で、症状に変化が起こりやすい。

例えば、自分の中で今日は大切な面接だと思っただけで、緊張で何も答えられない。額に汗だけが流れ、声を発したくても、腹に力が入らないために声が小さくなる。

ＩＴの機器類の中で画面を覗く時間が長ければ長いだけ、人と接する場合に、弱くなり、人と接すると緊張するようになる。

今まで大学で学んできた得意科目があるのにもかかわらず、人前で発表できない。テクノストレス症候群は、思いもよらぬ場所で症状を出してくることがあるのだ。

脳疲労の蓄積は必ず症状を出してくる

そんな怖い病気にもかかわらず、なぜ放置してしまうのだろう‼

例えば、人酔いで、吐気を出しているが、人がいなくなる場所や、自宅では症状が落ちつくこともあって、病気になっているとは思わない。自己診断で、放置に至る。

症状が進んできて、「心の病」であると気づくには、時が流れてしまっている。治すには数年かかる。

分かりやすく説明すると――。

● 睡眠中に弱った所を治すホルモン分泌が起こっている。
● 体は脳疲労で病気になっている。しかしホルモン分泌は脳疲労で病気になっている所まで、手が回らない ↓ 脳疲労の蓄積となる原因のひとつ。
● 体は正直で、脳疲労まで治すことに慣れていない。いかにして、脳疲労を治したらよいのだろう、と思っている間に、朝がきてしまう。
● 時間切れのまま脳疲労を治せずに、その蓄積した症状で、画面を見る。またそういう一日が始まる。
● 脳疲労を治せないまま朝がくる。蓄積された脳疲労が生命を維持している自律神経に乱れを生じさせる。様々な症状を出してくる原因になる。

ＩＴの機器類が登場するまでは、「テクノストレス症候群」は、一般の人には、なかった。

最近になり、中学生達が、朝起きられない、学校へ行くと人酔いを起こすということが発生してきている。

何度も言うように、スマートフォン、パソコン、テレビゲーム等で一日の長い時間を、費やす。

時間の長さと個々の体力の差で、脳疲労の蓄積は異なっているが、必ず症状を出してくる。

中学生、高校生の未来を闇に葬る可能性が現実的になってきている。

症例　気分障害で進路予定が狂った中三女子がリストカット

気分障害を発症した中学三年生の女子。このままでは、高校に推薦入学する予定だったが「出席日数が足りなくなる」と悩んでいた。

まう。

「もう駄目だ」と思った。

中学生、高校生は、進路予定が狂うことで、突発性の高い直接行動に入ってしまう。

若いだけに、未経験の人生から突発的に「リストカット」をした。

手首を切り、死にたくなる。その気持ちが強くなっていった。

心の病について、詳しく知らない母親は、娘が手首を切ったことに腰を抜かしてしまった。

母親は、その日から、突発性心身症で動悸が止まらなくなった。

二人で通院して来るが、時間がかかると説明をした。

「大きな病院に、紹介状を書きましょうか?」

と聞くと娘さんは行かないと言った。

てこずること半年間!!

深夜までスマートフォンを見るのは、やめてくれた。

徐々に、朝、学校へ行けるようになった。

しかし、第一志望校はやめて、自分が好きだと言う「美容専門学校」に入学するために、彼女なりに努力を始めた。

母親の動悸は、「娘さんが努力する姿」を見てから止まった。

心の病は、このように、愛する子供が、「生きるの死ぬの」の時に、両親のどちらかが、「うつ病」になったり、「心身症」になって強い動悸が止まらなくなったりする。

ひどい時は、母親が台所仕事ができなくなったりする。

症例　娘と妻の心の病で「退職」に追い込まれた父親

別の患者さんも、同じ状況になった。

妻と娘さんが、心の病になった。

母親は、娘さんの世話をしなければと頭の中では思うが、ベッドから立ち上がれない。トイレまで這《は》うようにして行くのが、やっとだった。

強い耳鳴りと吐気を出す。めまいもくるので、立って物につかまらないと歩けない。前に進めない。

見るに見かねて、夫が家事をする毎日。

そんな状態を続けていると、会社から、「もう来なくてよい」と言われた。

父親は、家事をしながら、転職先を探すが、年齢が中途半端であり、転職先が見つからない。

人は、ちょっとしたつまずきから、一家が貧困に追いこまれていく。

そんな状況をいくつも見てきている。


心の健康ほど大切なことはない。

心の健康を失うことで両親が働けなくなる。

好奇心にかられて指一本で始めたことが大問題に

大人の脳の重量に整う「一一歳～一三歳」頃に、長時間スマートフォンや他のITの機器類の画面上の時間を過ごしてしまう。

体調が崩れるのは、言うまでもない。

中学生になると、体もしっかり大人に近くなる。

子供は、精神的には、まだ大人になっていない。

だが、しっかりした体つきで、見た目には大人である。

画面上で長時間過ごすことで、自分も何か面白いことをやりたくなる。

それを、動画で流したら、自分も有名人になれるかもしれない。好奇心の固まりで、ひとりワクワクしてしまう年齢である。

あと先のことは考えずに、動画を流した後に、企業から賠償金が何千万円もくる。

親が大学に行かせるために、溜めたお金以上の金額が突きつけられることもある。

学童期から画面上のつき合いが長時間続くと、画面の中と現実との境目がはっきりしなくなる。

画面上で起きていることが、今の全てと受け止めてしまう。

自分も面白いことをやってみたい好奇心の強さから、画面上でやることだけを考えている。

親の注意も耳に入らない！

好奇心にかきたてられてしまう
そして指先一本で始めてしまう。


最初は、大問題にはならなかった子供が、もっとでっかいことをやりたくなる。


何がいけないのか？

汗をかくこともなく、痛みもなく、苦しむこともなくできる、指先一本で操ることが人の心の痛みを分からない人間にしてしまう。

そのことが、大問題である。

知らない人とスマートフォンで結びつくことで命の危険も

冬休み、クリスマス、正月、夏休み。

テレビで若い世代向けの休日の過ごし方がコマーシャルで流れる。

映像から直接、自分の休みを結びつけたがる。


スマートフォンの画面に馴れている若い世代の人達は、全く知らない相手とSNSで知り合う。

一回目は、恥ずかしさの中で、少し警戒心もあるが！

二回目の発信からは遠慮も少なく、すらすらしゃべる。

少しの警戒心が急に無くなる。二人の間にあった距離の壁が縮まる。ずっと前からの知り合いの感覚にさせてしまう。スマートフォンで起こる錯覚の世界。

中学生、高校生の若い人達の中には、現実と非現実の境目がつかない時が出てくる。「スマートフォン錯覚」である。

多くを知らない人としゃべっているうち、感覚のずれが生じてくる。スマートフォン錯覚が事件に繋がっている。

三回目の会話で盛り上がってきた時、「好きだヨ、会って話したいなあ〜！」と言われる。

女性は、「好きだヨ！」と言われた言葉に胸がキュンとして、いいヨ‼　と言ってしまう。中学生、高校生は感情を表わす言葉馴れしていない。好きと言われて、ただ、ただ嬉しくて出かけていく。

相手側の男性は、何とも思っていない。

からかい半分で乗ってくる女子に対して、うまくいったぐらいにしか思っていない。

女子生徒さんは、暴力を振るわれ、金を盗られ、殺されたりする。落ちついて考えてみよう。面識のない人と、一回会っただけで殺される。そんな、考えられないような事件が現実に起きている。

恋心と恋愛は、時間をかけて、相手の素晴らしい所を見つけて、恋が育っていくのであって、急に見知らぬ他人と会話して、好きになってしまう。そんなことが、なぜ起こってしまうのか！

スマートフォンを片手に持って育っていると、実際に、人と会って相手に気を使うことが苦手になっている。会って、気を使うことが嫌いである。

画面上であれば、嫌なら、切ればよい。簡単な形式の人とのつき合いはできるのである。

ラブレター、手紙を書くことなど少なくなった。

ラブレターの返事さえ待つことができなくなっている。

ラブレターの返事待ちの間に、どんな人かなあ～、と想像を膨らますから、恋心が育つ。どんな人なのかなあ～、と思う時間で判断をしている。

スマートフォンの会話だけで、一回会う。感情が育っていないために、暴力や、金を奪うことが目的の凶悪な事件が発生するのである。

休み中に、知らない人と、スマートフォンで結びついて会うことは、絶対にしないように、家族はくり返し注意を呼びかけて下さい。

若い命を守ってあげて下さい。

七章　子供の危機に早く気づくこと、親としてできること

子供がいま正常か、日常生活の見わけ方

子供に少しでも不審な感じを受けたら、早目に専門医に相談しよう。親がひとりで悩んでいるうちに、心の病は重症化してしまう。

(1)子供が相手の顔を見て、喋っているか。「しゃべること」でストレスがある程度抜ける。
(2)その日の出来事を話題にして、声を出して笑う子であると、心が健康である。
(3)体を動かして遊んでいるのか、友達はいるのか、塾の合間を上手に活用できているか。
(4)決まった時間に「睡眠と食事」がとれているか？ 時間の使い方が上手な子は、生活バランスがとれている。

何でもない生活であるが、引きこもりになる子供は前ぶれとして、(5)〜(7)の行動が出る。

(5)心の中を話したがらなくなる。
(6)ひとりになりたがる。
(7)睡眠時間が決まっていない。もちろん学校に行きたがらない。

ストレスを吐き出せる家庭環境を

子供が安心していられる家庭にするために親ができることをしよう。

(1)子供が親に夢を語れる時間をつくる

例えば、親の中学生、高校生時代の大失敗を話せる親になろう。

子供は、親が失敗して辛かった出来事、実際の気持ちを知ることで、親子関係の距離が急に縮まり、何でも話せる状況が生まれる。

(2)子供と楽しむ時間を作ろう。
子供が夢を見つけたら一緒に頑張ってみようと言って欲しい。子供はひとりではないと思い、勇気を出せる。

(3)良い親、かしこい親になろうとしないで、馬鹿を演じる親になること。
子供は、親が頼りにならないと知った時に、自分がしっかりしないといけないことに気づく。

(4)楽しく暮らすことだけを目標において家族が話すと、未来の夢が浮き上がってくる。

(5)生活が楽しければ、子供のストレス度は低くなる。
何でも話してくれる環境ができる。

幼い頃につらい思いをさせてはいけない

幼い頃から、ひとり遊びばかりさせないようにしよう。

四歳頃から、記憶として残る体験記憶として、一生残っていく。

それは四歳から六歳頃とされている。

凶暴になるきっかけが、幼い頃の体験から生まれる。

虐待に近い痛みを与えるしつけは絶対にしてはいけない。

中学、高校で体力がつく頃に、家庭内暴力に発展して、親や他人を殺す犯罪者になったりする。

また、体力が無い中学、高校生で、心の病「うつ病や心身症」を発生して引きこもり生活になり、不登校になってしまう。

幼い頃に、性的虐待を受けるケースが多くある。親の再婚相手や親がつき合っている男性に、性的虐待を受けても、ここしか自分が住む所がないことから、性的虐待を誰にも、相談できない。大人に成長しても、人間不信に陥り、職場でも長続きしない。一生、生活苦に苦しめられたりする。

食生活を大切にしなければ必ずツケが回ってくる

今の時代は、学校の成績さえ良ければ、「何とかなる」と思っている親が多い。

便利な社会で生まれてきている子供達と大人達。

例えば、お腹が空いたら、弁当を買う。

面倒臭い料理など、時代遅れと思っている人も少なくない。


十分な食物繊維、カルシウム、タンパク質が取れていない体で、大人になり、結婚した。

産まれてくる子供が、アトピー性皮フ炎で悩む。

糖尿病の親から産まれる子供さんは、持病を持って、産まれやすい。


自分自身が面倒臭い作業をしてこなかったツケは自分に回ってこないが、自分にとって一番愛する子供に回ってくる。

勉強ができることよりも、日常生活の環境を良くすることほど、重要なことはない。

●親が糖尿病になる。同じものを食べて生活する子供の80%が糖尿病を発生しやすい体質を、子供の時から作り上げてしまう。

●糖尿病と診断されると、一生糖尿病とつき合うことになる。高齢化に向かう経路で、腎臓病になったりする。

●糖尿病は、血圧が高くなるにつれて、当然血糖も高くなる。体がだるく、足のけいれんも起こったりする。

そんな日々で病状が変わり、不安な生活で、熟睡ができなくなってしまう。待ち受ける「老人性うつ病」「認知症」のリスクが高まる。

手を抜いた生活を若い頃からしてくると、ツケが回ってくる。

面倒でも、生活の中で食事は、バランスの良い献立を作って欲しい。健康のためでもあり、楽しく、おいしく食事をする習慣が子供の心を幸せにする。そして、将来、自分で食事を作ることのできる大人になっていく。

・血管を詰まらせない。
・血液をサラサラのアルカリ性に保つ。
この二つの目標を常に頭に入れて、材料を選ぶ頭の体操をする。

悩ましい認知症の予防を、若い時から考えて食生活を大切にしなければ、必ずツケが回ってくる。

二〇二四年は高齢者の男性でひとり暮らしをする人が増加。
清掃、洗濯、食事作りをするのは大変だと思う。
だが、子供の頃から親の手伝いで、日常生活をしてきた人は、大変ではなく、普通だと思っているのでストレスが少ない。

自分の子供が将来、ひとりになったとしても、楽しく生活できる習慣をつけてあげる。

幸せにつながる道である!!

症例「肥満と学力低下」で学校での居場所がなく自殺を考える中学一年男子

スナック菓子を抱えて、テレビを観る。スマートフォンの画面を見ることに夢中になり、ペロリと一袋を空にしてしまう。

集中して画面を見ることで、満腹中枢が誤作動してしまう。空腹感が続く。カレーパンを食べる。

食べたものが油物と炭水化物に片寄ると、肥満が加速する。食べても、どこかもの足りなさを感じる。

過食が始まるスイッチが入る。同じ種類の菓子ばかり食べ続けることは、肥る原因のひとつになる。センベイばかり、ポテトチップスばかり、フライドポテトばかり食べるのである。

過食のスイッチが入ると、もっと食べたくなる。

肥満になっていく。それでも、次に何を食べようかと考える。

肥った体は、重くだるく横になる。

寝ころがって、まだスナック菓子を食べ始める。


食べている時だけが幸せである。過食症になっている。

宿題をしなくてはいけないが、机の前にすわることができない。

立ち上がって冷蔵庫に向かう。炭酸水を飲むことで胃がスッキリする。再びスナック菓子が入ってしまう。

勉強していない。成績が下がる。


ひとり言を言う「学校へ行っても、意味がないか！」。

今日は風邪を理由に休もう！

お母さん、学校へ行けないと電話してくれないかなあ〜、と甘える。

「うまくいったなあ」。

両親が仕事で出かけると、急いで台所へ行き、食べものを見つけて食べる。


時々学校に顔を出す。

肥満から、成績を下げてきた男子生徒。

学校に行っても「ブタのお通りだ!!　みんなよけろ、よけろ」と、からかわれる。しかし抵抗できないで、心の中で腹を立てていた。

学校に行かなければ、嫌な思いはしないと思った。

時々、行くが、その後ずっと休んでしまう。


不登校ぎみになり、昼寝をしている。そのため深夜になっても寝られない。

朝、起きることができなくなった。

親に心配かけたくない。

二時間遅れで、時々学校に行き、体調不良を理由に、帰宅願いを提出する。

帰る道で、自分の居場所が無いことに気づく。

このまま、生きていても楽しくも、何ともない。この時に遊びに誘ってくれる友達がいれば、「居場所」が無いとは思わない。

彼は、肥満であり、無口、友達がいなかった。

母親が、掃除に入った彼の部屋に落ちていたメモ！

両親あての手紙を書きかけていた。

様子がおかしいと気がついた母親は、顔を引きつらせて彼と一緒にクリニックに来た。

彼に、どうしたのか？　と尋ねる。「別にどうもしない」と言って、口を開いてくれない。困ったなぁ〜と、内心思った。

次の日、学校が終わってから来てくれないか？　と言うと、学校には、行っていない、と言う。

「じゃあ〜、好きな時間は何時？」と聞き、午後四時に来てもらった。

一冊のノートを渡して、自分の不満があったら書いて明日もって来てと頼んだ。

「来ない」と言うかと思ったら、「来る」と返事をしてくれた。

僕の直感で、「あっ、この彼は助かる」と思った。

心の中を誰かに話す時に、うつ病で自殺しようと思っていた闇の扉が少し開きかける。

その時を逃がさず、話してもらう。

誰でもプライドがある。

からかわれて、居場所が無くなり、追いつめられたと思い込んだ彼は、自殺願望を出してきた。原因をつき止められた。

自殺する前に、からかわれる原因を、まず取り除こう。

母親の協力で、カロリーが少ない食事を作ってもらうことにした。

今までは、出前で、好きなものを中心に、食べていた。

それを極力やめたそうだ。彼の体重は一ヵ月で一・五kg痩せてきた。

体の変化に目的を見つけた彼は、少しだけ走る努力をしてくれた。

目標が出来た彼は、学校へ行く努力もしてくれている。

注意として、中学生の頃は、プライドが強くなる。異性の目を気にすることもあり、からかわれると「嫌だ、死にたい」と感情と行動とが直接結びつく。

直接行動をすることもある。

親は子供の異変を見逃さない注意をして下さい。

子供を家庭の一員として働いてもらおう

学童期から中学生にかけて、家庭の一員として働くようにしよう。

学校から帰って、塾に行くまでの三〇分間で働いてもらう。

風呂掃除　一五分

玄関掃除　一五分

親のおつかい　三〇分

窓の掃除　一五分

親がしてもらいたいことを三〇分間働く。

メニューを作って渡す。働くことは忍耐力を養うことになる。
一人で働く三〇分で、多くのことを考えられる。精神が安定してくるようになる。
小学校後半から中学校にかけて、働く義務を体に覚えさせよう。
小学校後半から中学校にかけて、人間形成ができる時期である。
この時期を外れると、なかなか親の言うことを聞いてもらえない。
人間形成と共に、独立心が強くなる。
ここで判断能力を身につけさせる親の説得力が問われる。
子供が中学生になる。
判断能力が身についていなければ、悪い誘いにのってしまう。

家の手伝いを三〇分間してもらう。

親子の会話が増えることにも繋がってくる。

母親が、「いつも手伝ってもらっているので、助かっている」とストレートに感謝の言葉を言うように毎回する。

子供は、「自分が役に立っている」と責任感を感じるようになる。

この責任感が判断能力と大きく関係してくる。

友達と遊びに行きたいが、今すぐ出られない。

あと三〇分後なら遊べると答えられる。


母親が「いつも手伝ってもらっているので、助かっている」と言ってから「日曜日に何したい？」「どこへ行きたい？」と言葉を投げると、子供は希望を話す。

お金はかかるが、この頃に親と一緒にした体験記憶は、一生の記憶として残ると共に絆が強くなる時期でもある。

親と一緒にした体験が多ければ多いほど、自分が結婚した時に、楽しい思い出を、自分の子供に受け継がすことができる。

親が高齢者になった時に、親に寄り添える子供になってくれる。そんな子育てを目指したい。

親は一方的に学力だけで、子供を評価しないでいただきたい。

勉強しろと重圧をかけて育った子供は、成長した暁に、たとえ名誉職「医師、弁護士、政治家、その他」につけたけれど、「親と距離をあけたがる」という統計が、二〇二三年に発表されている。

それは、親から「勉強しろ！　勉強しろ！」と言われた重圧から「逃れたい」という意識が固まってしまい、親子関係が悪くなる。そんな統計がでている。

親の使用禁止の言葉がある

●子供が体力がつく中学生、高校生で家庭内暴力にもつながる言葉がある。

(1)兄弟との比較

お兄ちゃんは、勉強ができるのに、なぜ、あなたはできないの？

お父さんは何でもできるのに、なぜあなたは言われたことができないの？

(2)親は無意識に使っている言葉の中には、子供を傷つけてしまう比較する言葉がある。

(3)比較されて育った子供は、中学に入ると、今までの傷ついた心を爆発させる。

親が困る暴走族グループに入ることが多い。

暴走族グループに入団したとたんに、自分が強くなった気がする。

やりたい放題の引ったくり等、平気でやってのけるようになる。

●親がしてはいけない行動がある。

(1)第二子が誕生した後に、赤ちゃんを抱く。年が離れていない三歳離れ、四歳離れの時は、赤ちゃんを抱いた後、上の子供さんも膝元で二分間抱いて下さい。

(2)第二子が誕生した後、今までは、聞き分けが良い子だったのに、急に物を投げたり、荒々しくなる。また親が困るように人の多いスーパーマーケットで大声で泣いて止まらない。

母親に「自分をかまって」というサインを投げかけてきている。

それに気がついてあげないと、小学校に入学して他の子供をつき飛ばし怪我をさせたりする。

親は、六年間、謝り続けなければならなくなる。

(3)二人の子供を育てる時は、同じ動作をわざとしてみせると問題児にならない。

●比較されていると思った子供は、中学、高校で手がつけられない暴力行為をしてのける。
●体力があり、ハキハキした子供が精神を歪めると、思いもよらないことをやってのけてしまう。

(4)比較されて育った子で、体力もなく、おとなしい内気な子供は、ひきこもりがちになり、不登校になってしまうケースがある。
夕食時にテーブルにつかない。

自分の部屋で、ひとり何をしているのか心配で覗きに行く。ベッドのシーツが真赤に染まっていた。

リストカットをしてうつぶせで倒れていた。

救急車で病院に行った。その後、物が喉を通らなくなり、拒食症になってしまい、点滴で命をつないでいる。

もとをたどると、比較からの心の病は根が深い。

(5)成長しても、ある日、会社で上司が「私と彼女とを比較している」と思った時、「フラッシュバック」により幼い頃の比較で、苦しんだ時点に引き戻される。「パニック発作」を起こす。

彼女は、心の病を引きずり、生きることへの不安から、自殺願望へと発展していった。

子供の頃、比較されて育った子供は、自殺願望へと発展していく。家族がふり回されて、見張りをする親は、パートの仕事をやめて、子供の様子を見守ることになる。子供の心の病を作るのは、親の無神経な比較する言葉と態度が原因であった。

- 比較されて育つと、人間恐怖になってしまうことがありうる。機械類と向き合うようになる。テレビゲームのない子は、親の財布から小銭を抜きとり、ゲームセンターを自分の居場所とする。裕福な家庭であれば、スマートフォン、インターネットでひとりでいるようになる。
- 比較されて育つと、性格がねじ曲がってしまうことがある。その上にＩＴの機器類が原因のテクノストレス症候群の病が重なってくる。
- 性格のねじれと脳疲労のテクノストレス症候群とが重なり、心の病が出る。その場合、症状は凶暴になる。
- 人間を寄せつけない、人間恐怖から始まっている。親、教師の言うことを聞いてくれない。

学校で気にいらないと、暴れ、他の生徒が怪我をすることも考えられる。

手を焼く子に対して、怒らせなくするのがやっとである。

教師に当たる。子供は中学生になり、現在よりも、つけ上がってくる。自分が暴れれば、人が接近してこない。味を占めてくる。

- 強くなったと勘違いした子は、凶暴な犯罪者になる。
- 親として、比較して子供を育てると、高齢者になった時、子供は親に近づかなくなる。

親子関係の亀裂のひとつに、他の子供との比較で起こってしまう例がある。

面倒臭い手作業をしてもらおう

辞書を使う作業をして欲しい。
漢字は、辞書を何度も開く体験から記憶速度が早くなる。
(1)そうだ! そうだ!
この漢字は、先月も引いた。これで二回目だ。「今日は覚えてしまわないといけない」とひとり言を言う。自分と向き合う時間がその人を育てている。
(2)面倒臭い大工仕事は、指先を使って作業すると同時に次の作業を想像して、釘打ちをしている。
同時進行することで、頭の働きが倍増する。

(3)無心に働く、集中力強化が心の安定につながる。
今は、自分自身と向き合う作業が少ないために、精神の安定が図れていない、
不安状態が続く日々で、心の病を生み出してきている。

(4)大工仕事やスポーツや料理、音楽や絵を描くことは、作業スタイルは異なるが、
現在と未来を想像して学ぶことである。
集中力が求められることによって、耐える、忍耐力がついていく。
長い夏休みには、できるだけ面倒臭い作業をすると自信がつく。

手伝いを積極的にやってもらおう

一一歳、一二歳、一三歳でできることは、親を喜ばせてあげられる。
例えば！

疲れきって帰宅する母親に、一品作ってみよう。

〈みそ汁〉

野菜とブタ肉の豚汁。疲れがとれる一品。

(1)ブタ肉の匂いを消すゴボウを薄く切って、水に一五分つける。

小学生、中学生ならゴボウを包丁で切るのではなく、削る。

はがねがついた皮むき器（ピーラー）でゴボウを削る。

(2)鍋に火をつけたら、その場を離れないで欲しい。

電話が鳴っても、離れないで！

根菜類とは、地面の下にできる野菜である。

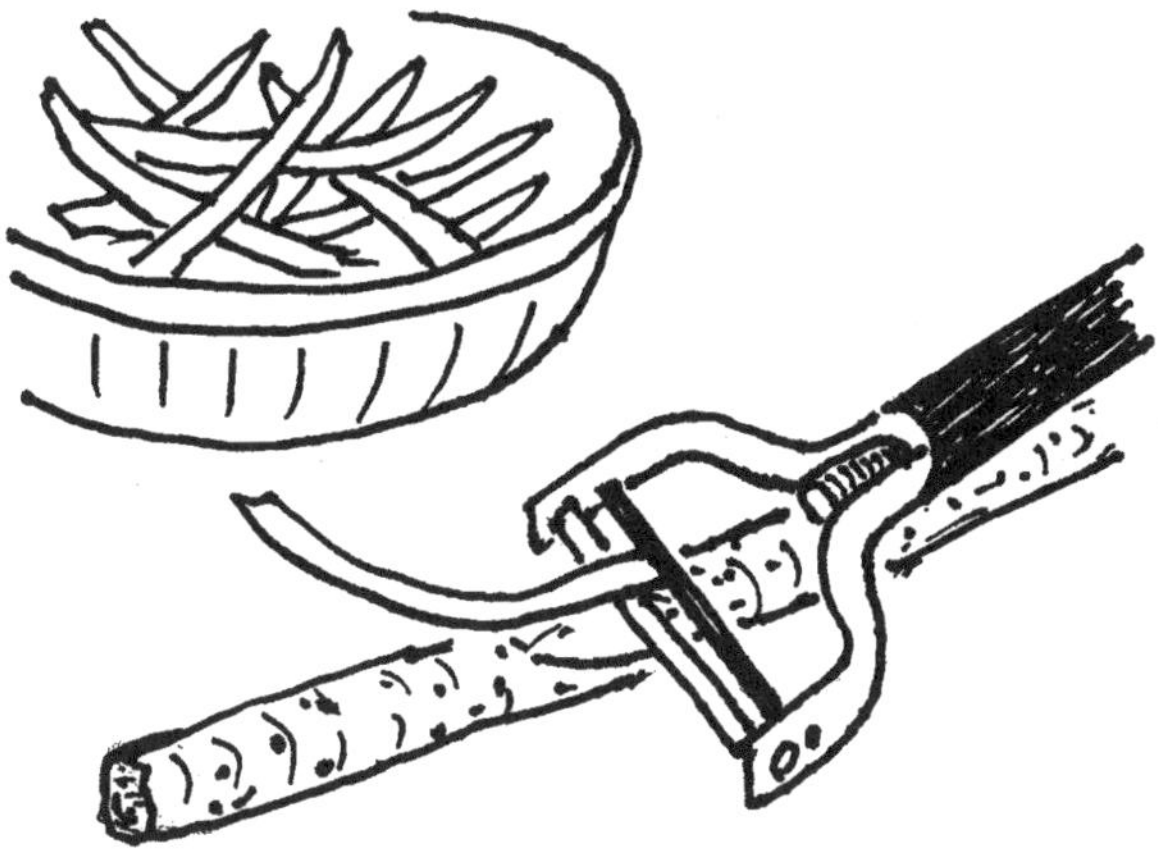

大根
カブ
ニンジン
ゴボウ
コンニャク芋
レンコン

(3)鍋に水を半分入れる。野菜、ゴボウ、ニンジン、コンニャク、大根を入れる。沸騰したらブタ肉を入れる。あればレンコンも。

(4)沸騰中に、白い泡がぶくぶく上がってくる。

アクを取る。泡だけ上手にすくい

上げる。五回、六回でけりがつく。

(5)一度、火を切って冷めるまで待つ。冷める時に、野菜スープと肉汁が外に出る。

母が帰宅してから、さらに煮てもらう。みそを入れることも母にまかせる。

(6)煮物や、豚汁や、けんちん汁は「ゴボウ」を入れると、まぬけな味にならない。プロ級の味になる。

母親が帰宅して感動する。こんなことができるんだと感動して疲れがふっ飛んでいく。

人を喜ばせることが、自信がつくきっかけになる。

中学へ進む頃、一気に良い子になる。
自信をつけさせることが、その子をヤル気にさせていく。

(7)味覚から入ると、お手伝いしやすくなる。
「自分だって、上手にできることがある」と、得意になる日常生活をすることで、面倒臭いことに耐えられるようになる。

もうひとつは、スマートフォンの画面を見なくても過ごせる自分がいるのだと子供に思わせて下さい。

子供と一緒に楽しい時間を作ろう

親が高齢者になった時、常に何でもない会話が絶えない関係でいたいものだ。
実際、介護できなくても親元を訪ねる子供であることが、親が不安にならない最高の介護だと思う。

未来を見据えた、子育てを願いたい。

それには、学童期後半から、中学生の時に、楽しい体験をさせて欲しい。


冬休みは楽しかったなあ～。

スキーが滑れるようになった。

僕に、自信をくれたのは、父だった。


夏休みは楽しかったなあ～！

暗い空一面に、音と共に花火の花が咲いた。

出店が出ていて、イカ焼、トウモロコシ、焼ソバとラムネを買ってもらって川の土手で食べた。美味しかった。

汗ばむ夏が来るたび、思い出すエピソード記憶と、体験記憶が、親との「ありがとう」の絆が生まれる大切な宝物だ!!

学童期後半から中学生にかけて、子供と一緒に楽しい時間を作る。ただ、それだけ!!

子供が、何をしたいか、日常生活で子供に聞ける家庭であって欲しい。

悪い例として！　親が忙しくて、普段、子供と口を開く時間がない。

突然、父親に「夏休みに、どこへ行きたいの？」と言われても、すぐに決められない。

やっと決めていた夏休みだが、父の仕事の都合で、行けなくなる。

子供の心は、へし折れる。またか？　父親を信用しなくなっていく。

子供との約束は絆ができる。その時間であるから、約束は守って欲しい。

親が高齢者になった時に、「毎日が楽しく過ごせるか？　そうでないか」は、子供との小さな約束を守ってきたかどうかにかかっている。

抱きしめ技が助けになる

良い子に育てる秘訣は、子供の立場に立って考えることである。幼い頃は、特に心が不安でいっぱいである。四歳〜五歳は言葉もあまり発達していないので、心が不安になってしまう。抱きしめると、心は安定する。

その時に、寝床に入る時間「二〇時半〜二一時」を身につけさせる。睡眠は、人が安心して、成長するのに必要な時間。

小学校に入学しても、落ちついて先生方の話を聞ける。自然に勉強ができる子になる。

いつまで抱きしめて「生活ルール、社会ルール」を教えるのかと親が心配をしなくても、子供の独立心が強くなってくると、「おかあさん、もうやめて！」と、もう子供ではないというサインを出してくる。

その時から、抱きしめるのをやめて、次の愛情表現に変えていくようにすればよい。

例えば、弁当を持たせる時、背中を軽くさすり、「行ってらっしゃい!!」と言おう。

背中を上から下へ、そっとさする
ボディータッチも子供は安心する

ボディータッチをしよう。人が愛情表現を感じる場所が、心臓の後ろ、背中に隠れている。また抱きしめるハグを好む子もいる。
家庭によって、愛情表現は異なるだろうが中学生、高校生になっても、愛情表現は毎日しよう。

愛情表現ができている家庭の子供は、結婚の時に、親に似ている人を選んで幸せになってくれる。

例えば、中学生、高校生で恋をして、人を好きになる。つき合っている時間の中で、うちと違うと居心地の悪さから、別れてしまうが、結局親と同じ愛情ある人に辿りつくようになっている。

だが、愛情表現があまり無い家庭に育つと、どんな人が自分にふさわしい人か分からない。

相手選びの目標がないまま、恋人選択になってしまい、悩む人生になる。

「当たり、外れの多い人生」になってしまうことが多い。

子供を連れて、どう育てて良いのか分からないまま、人生という時の流れをさまようことになる。

しなくてもよい苦労をする。そういう一生になりやすい。

そんな患者さんを多く診察してきて、一律に言えることは………、

幸せになる原点は！

家庭環境が良いということにある。


子供を育てる上で、子供を抱きしめて、多くの会話ができる心の余裕をつくることが大切。

それが家庭環境の良さである。

●たとえ、離婚になり、「シングルマザーやファザー」になっても良い家庭環境は、子供の抱きしめによってできる。

●特に、誉めてあげる時は、背中を上下に優しくさすり、「よくやったね!!」の言葉を添える表現をしてみて下さい。

●子供の心を安定させた子育ては、親が高齢を迎えた時に、人を思う心が育っている。そのこともあり、親に寄り添うことができる人間に成長してくれる。

●悪い例として言えるのは！　ひとり遊びをして、ＩＴの機器類を相手に「幼い頃から中学、高校を過ごす」そのことで、人との接し方が分からない。相手の感情を読みとる能力が欠落してしまう。自分が生活することができない子供は、親と寄り添う気持ちなどない。自分の生活でいっぱい、いっぱいである。

幼い頃から、中学、高校生に成長する時の流れは、一生の基盤を作り上げてしまう。

大人になってから、教えてあげられない愛情欠落をどう埋めるか!!
埋められない一面があると、考えて欲しい。
子供の抱きしめ、育て方の重要性を知っておこう。

体温と体温がつくる癒しを

恒温《こうおん》動物を参考にして子育てをしてみると良い。
産まれたばかりの猿、牛、馬、山羊……。

子供を産む時は、母親が苦しんで山羊も牛も「メェ～、メェ～」「モー、モー」とすごい泣き声をあげる。

その泣き声が一回目より二回目の方が大きくなる。

母親の尻尾の下から、薄い白い膜に包まれて大量の水が「どかん」と流れる。

その膜に包まれた山羊が、この世に出てくる瞬間だ！

親山羊は、自分が血まみれなのに、子山羊をなめ始める。

子山羊は、三〇分～一時間でヒョロ～ヒョロ～と立ち始める。

親山羊は、子山羊をなめながら乳の位置に子山羊を誘導する。


恒温動物は、なめられて、安心するようになる。

人間は、背中を優しく、なめるように「さする」と心が安定する。


人間が犬や猫を飼い、やがて、人間の子供と同じように可愛がるようになっていく。

体温のある人間、犬、猫……。

人間と猫が抱き合って寝る。ほっとする瞬間に癒しを感じる。

人間も、猫も、眠って幸せな夢を見る。

体温と体温が作り出す癒しである。もうひとつは！

心臓と心臓の鼓動が作り出す癒しである。

老人ホームでの犬との触れ合いは、体温と体温との会話だと思う。人に優しくなれる時間を作るのは、背中をそっと「なでる」時に、一言、「また来るから待っていてね」と言葉を添えると、ほっとする時間が流れる。

言葉がなくても、抱きしめることは、愛情表現の助けになってくれる。

今が教えるチャンスだ！

子供の抱きしめが、一番重要である。

親が抱きしめ、子供の心が安定した時、

(1)見計らって、誉めてあげる

(2)次に、伝えたい注意事を話す今が教え時だ!!

(3)「できるから、諦めないで」と伝える

子供は、毎日の抱きしめの会話から、判断能力と独立心を一二歳〜中学生にかけて育てていく。

すると、親離れが始まり、同学年の友達と遊びたがる。

今は、親が忙しく働く社会になっている。

そのために、時間がなくて抱きしめて、誉める、注意することが少なくなっている。

- ＩＴの機器類の生活に馴れている子供は、面倒臭いことはやらなくなっている。
- 自分の都合の良い相手とは、機器類を通して知り合う。そこで、今までつながりがなく、なんの感情ももったことがない人と、急接近する。

急接近する時に、相手が「良い人か悪い人か」判断できないまま殺されたり、お金を盗られたりする。そういう事件になることが多い。

若い命をどう守るかは、日常の抱きしめ生活があるかないかで決まってくる。

コラム 僕が育てた娘、芝犬レナ(一五歳)は僕に命令する

一日の終わりに自宅へ急ぐ。

僕が仕事のカバンとレナの食事と大荷物を持って帰宅する。

大荷物がレナの頭にあたる。

急に前足でブレーキをかけて動かなくなる。

レナの顔を見ると白目を出して上目使いの表情で睨《にら》みつける。

一瞬、どうしたのだろうと考えた。

彼女は言った。

「荷物が歩くたびにコツン、コツンと私の頭にあたる。あちらの手に大荷物を持ち変えろ!」

と命令をする。

持ち変えるまで歩かない。

朝寝坊して、少し遅れた。

階段を走り降りようとする。前足にブレーキをかけている。すると、エレベーター前に行き、エレベーターを待っている。

急いでいる時に限って、自分の気持ちを、はっきり出してくる。

犬が人間に対等に意見を通してくる所がおかしいと思う。威張っているので、腹が立つ。でも感情を素直に出してくれるから嬉しくもある。

土曜日の午後、雪が少しだけ降っている。

クリスマスイブ、レナが生まれて半年になろうとしていた。

土曜日、東京から二時間半かけて、犬の学校へ行く日だった。

その日、二五歳の教官がレナを指導してくれていた。

レナは、少し知恵が遅れていた。四姉妹の末っ子だった。
自分が眠気がくると寝てしまう。
教官がレナを鞭で叩いた。
悲鳴を上げ「キャン、キャン」と言っていた。
レナに走り寄って、
「もういい、僕が悪かった」
と心の中でさけんで家に連れて帰った。
ここから先は僕が育てると決めた。
学校は退学した。
どんなに困らされても、大声を出して怒らなかった。
三年が過ぎようとした時から、
僕の言葉を理解できるようになった。
親馬鹿で、嬉しくて涙が流れた。

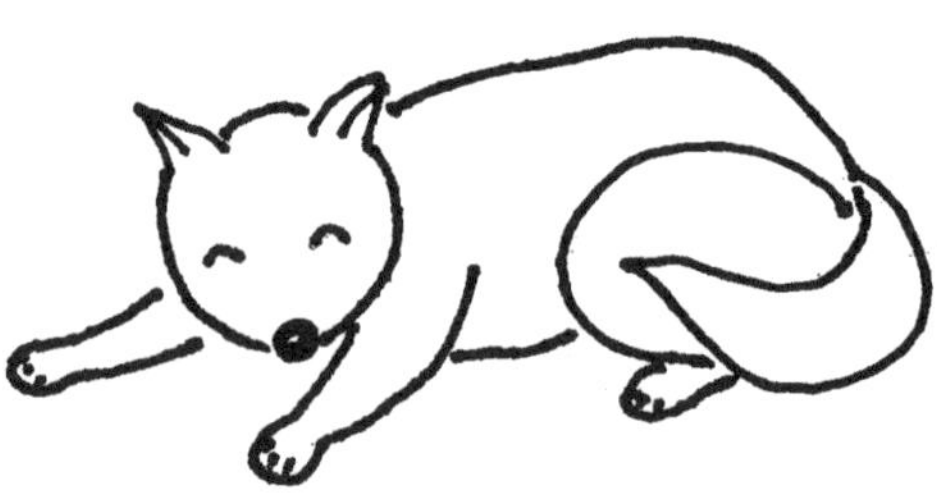

「レナは馬鹿ではない」
と思えた日、涙が止まらなかった。

今でも、朝起こしにくる。
もしもの時用に三台の目覚まし時計がある。
三台が「ジャン、ジャン、ファーン、ファーン、ドカン、ドカン」と騒ぐが、
娘は慌てることなく、ソファーにすわっている。
父さんが止めにくると知っている。
止めに行かないで、どうするか？　毛布をかぶり見ている。
娘は、ソファーから飛び降りて僕の足をなめて起こそうとする。
叱りつけて育てることをしていない娘は、大人と同じ感情を対等に表現してくる。
人間の子供達も叱る時は、子供の心に目線を合わせて、くり返し優しく教えて

欲しい。
子供の頃に心が萎縮すると本音を親に話さなくなります。
親と子供の距離が広がり、成長した時に、親に寄り添うことをしなくなります。
しつけとしての虐待等、とんでもないことです。

八章　ＡＩが一般家庭に入ってきたとき

自分の脳が使われなくなり想像しなくなる

これからは、今以上に進化したＡＩの時代に入っていくだろう。

自分ができないことをＡＩに問いかける。その場でＡＩが答を出してくれる。子供、中学、高校生は疑うことなく信じる。そこには、大きな落とし穴がある。

自分で悩んで判断して行動をする、自分で体験して感じるという人間としての基本の部分を放棄することになる。

その結果、脳中枢と前頭葉で想像することが非常に弱くなる可能性がある。

ＡＩが一般の家庭に入ってくるという日常も遠くはないだろう。宇宙を持つとも言われる人間の脳が使われなくなったらどうなるのだろう？

例えば、「明日、どんな服を着て行けば良いのだろう」とＡＩに尋ねる。

ＡＩが、「明日は二五℃だから、ワンピースにカーデガンを持って行ったら良い」と答えてくれる。

彼女は、疑うことなく、クロウゼットに行き、ワンピースとカーデガンを手にとる。

自分で考えることをしない。彼女にとって「想像しなくなる」ということが起こってくる。

人が想像しなくなると、極端に「笑う、しゃべる」ことが減ってしまう。想像力が欠落すると……将来の夢が描けなくなる。

若い年齢なのに、まるで「認知症」のように、目力がなくなり、口が今にも開くか開かないような表情になってしまう。

人の魅力は、しゃべり、笑う、そして、不機嫌がまじって面白い。こうして時間が作られていく。

ＡＩによって想像力を使わなくなることにより、夢や希望を持つことができなくなる。自信がない人間を作り出す可能性が高くなる。

人とうまくつき合うことができなくなる

人は、最初できないことが多いから頑張って努力をしてできるようになる。「その時間で、相手も努力しているのだろう」と想像して試験勉強をする。

しかしＡＩによって「努力することが極端に減る」と精神面で面白くなくなる。そうなると二〇年間も過ぎれば、たちまち「うつ病患者」の数が今よりも増えてしまう。

三〇年前から始まった機械類の進化が、二五年が過ぎた今、人の体にテクノストレス症候群を発生させてきている。

ＡＩの世界に入ると、さらに指一本で答を出してくれる楽な世界に変わる。

便利ではあるが、感情を表現したくても、いかに感情表現して良いのか分からない人が増えてくる。人とうまくつき合うことができなくなる。結婚が遅くなってしまう。

人の生き方が変わってしまう。

男性の結婚願望が少なくなってくる

二〇二三年、男性の結婚願望率が低くなっている。その理由は、

- 仕事が終わったら、夜八時に帰宅しなければいけない。
- 土曜日の夜は気の合う友達と朝まで飲んでいたい。
- 日曜日は昼まで寝ていたい。
- 日曜日は趣味のキャンプ、ゴルフに行きたい。

結婚することで、趣味も妥協して、彼女に合わせるのが苦痛と感じている。

「そこまで結婚する必要があるのか?」と悩んでいるうちに、三五歳〜四〇歳になってしまう男性が多くなっている。

要するに、自分の積み上げた生活を壊したくない、自分中心の形になっている。

もうひとつの理由として、若い男性が自分自身の美の追究にはまっている。夜は、顔のパックをする。顔の皮フが少しでも何かに擦れると気になる。ひとりで自由にいたい理由となっている。

男性の美意識が高まっていて、女性を見る視線が薄くなっている

男性の体の脱毛が大流行している。自分を愛する形ができ上がってきている。脱毛も奇麗になる様子が手にとるように分かる。見える美として満足感があるから、大流行している。

自分を中心にした考え方が優先してしまうと、自分のやりたいことを我慢してまで彼女に合わせたくない。そこで、結婚にブレーキがかかってしまう。

結婚を考えないですむ女性とは、フレンドリーにおつき合いができるが、結婚となると、いつも彼女に合わせることをしないといけない。と思うことが窮屈《きゅうくつ》に感じてしまい、結婚に踏みきれない。

そんな理由から、三〇代、四〇代になって一人でいる男性が多い現実がある。

男性が美に目覚め、男性の全身脱毛が流行していることと平行して、男性化粧品が売れている。男性が美に目覚め、美しくなることは良いと思う。

だが、このあたりでやめて欲しい。この先に待ち受ける「心の病」がある。

潔癖症《けっぺきしょう》とつき合うと一日が忙しくなる

例えば、

自分の顔にシミを見つけた男性。「わぁ～大変だ」と美白用パックを毎日するが、シミは消えてくれない。

病院でレーザー光線で消してもらえるのか相談に行く。専門家がシミを消してくれた。小踊りして喜ぶ。シミが消えて、本当に幸せを感じる。

自分の美を追究している時に、知らず、知らず、メンタルの病気「潔癖症」になってしまう。その可能性が高い。

一人暮らしの部屋に、様子を見に母が来た。掃除に来た母親は洗濯もして帰って行った。ところが息子は母親が洗濯して、手で触れて、たたんだ洗濯物が汚ないと感じる。

自分で洗い直して自分流にたたまないと、気が済まない。こんな潔癖症が出てしまうことがある。

なぜ、自分の母親だから汚なくないのにと思うが、潔癖症の人は、母親であろうと誰であろうと、汚なく感じてしまう。だから友達が部屋に遊びに来ることも好まない。

友達に不審がられる行動をする

突然、友達が部屋に来てしまったらどうなる。

どうしても、断わることができない相手には、玄関でスリッパにはき変えてもらって、すわっても良い所へ案内する。

スナック菓子の袋を開けようとした友達に、「ちょっと待って」と言って、大きな紙袋と割り箸を持って来た。「この袋を受けて、箸で食べてね」と言われた。

男友達は、心の中で「こいつ、どうかしている」と思って、話もそこそこに、すっとんで帰ってしまった。また今度外で話をしようと言って帰っていったが……それきり連絡なしになった。

割り箸を渡した彼は、連絡が来ないが不審に思っていない。自分が奇麗になろうと追究しているうちに「心の病」の迷路にはまってしまう人も多い。

そんな男性になると、他人である彼女と住むことができなくなってくる。結婚願望がなくなっている男性が多いというデータがある。時代の流れが人間にも押しよせている。

自分を中心にした生活が、一五年間で増えてきている。困ったことがあれば、パソコン、インターネット、スマートフォンで調べられるのである。

目に見えない壁に跳ね返る心理が自分をもっと奇麗にしようとする

ＩＴの機器類で検索するようになってから、一五年間で、人と向きあってつき合うことがわずらわしくなった時に、実は目に見えない壁を作ってしまった。

その壁が「自分自身を奇麗にみがきたてて、満足する」心理を生んだのだろう。

他人と会って、楽しいふりをして、気を使うことの時間の無駄が、自分自身を大切にする方向へと舵《かじ》を切ったと思われる。

スマートフォン、パソコン、インターネットが自分の友達感覚になってしまう。そのことで、物事の捉え方が屈折してしまう。

例えば、三〇歳になった。別に女性にもてたい訳ではない。ただ自分が奇麗でいることの満足感と快感を味わってしまう。結婚することなど、眼中にないのである。

考え方・条件の違う人々が混在する

時が過ぎ三五歳〜四〇歳になると、屈折していた感覚がさらにひどくなる。小さなほこりさえ許せない。一日に、三度掃除機をかけないと気が済まない。

掃除機だけでなく、歯みがきだって一日に十回以上する。潔癖症はひどくなる。普通の人より、四〜五倍忙しくなるのが潔癖症である。

別に悪くはないが生活が大変になる。

潔癖症にまでなる人の食生活が、これまた大変で！　美味しいものだけ追究するこだわりになる。中途半端な味が許せなくなる。

遠くから取り寄せるか、自分が遠くのマーケットに買い出しに行くようになる。なにしろ味にも追究心が強くなる傾向がある。


男性が台所仕事をする人が増えている。そのあたりのコンビニの味が、許せない！　自分で作ろうと決めてはまっている。

男性独身貴族が増えている二〇二三年。現代社会において、女性が結婚したい願望があったとしても、難しい社会になっている。

ＡＩの時代になって凶悪事件が増える入り口にある

機械類は、簡単で便利な最高の友達かもしれないが……人の性格も変えてしまう恐ろしい機械である。

今、ＡＩが生活に入ってくれば極端な話ではあるが、家族がいなくてもロボットのＡＩと一日しゃべって暮らせるようになる。淋しさは和らぐようになる。

高齢者さんにはいいかもしれない！

若い人達にとって、淋しさがなくなると、結婚願望がますますなくなる。家族には犬、猫のペットが増える時代に入ってきている。

先を見据えた子育てを本気で考えなくてはならない。常識では考えられない、非常識な人達が増えると考えられる。どんどん物価が値上がりしていくと、生活できない人も出てくる。

例えば、普通のおじさんが自転車に乗って刃物を持ってコンビニ強盗に入る時代である。

強盗をするのに自転車に乗ってする。考えられない非常識が起こっている。

コラム 美しい国、日本で時代の先読みをして、今からを頑張ろう!!

日本の人口は、どんどん減少する。

減少対策をしているが二〇年先、大人になってくれる子供達を待つ間に、日本の国はどう変わっているのだろう?

外国の人が、日本に移り住むだろう、と考えられる。

海外で住んでみると分かるだろうが、日本は美しい国だと改めて思う。

日本がすごいのは、大都会にいても地方に行っても美しいこと。

例えば、ニューヨーク、パリ等の華やかな大都会でも、大通りから一本路地へ入ると、見たくない食べかす、新聞の切れはしが、風で転がり、ゴミ団子を道路脇に作っていたりする。

雨の日は、カビ臭い匂いがただよう中で、小便の匂いがする。

白人、アジア人、黒人等、多種多様な人達が一緒に住む国では、個々の文化が異なっている。

パンを包む紙は、パンを包んであったのだから、汚なくないという感覚で、道端にポイと投げ捨てる。

大人数の人がポイ捨てすれば、ゴミ団子もできるだろう。

日本人は幼い頃から、小学校で掃除と整頓を教えると共に、学校通学路にゴミを捨てるなと教育する。奇麗好きな性格を作り上げることにしている。

代々、受け継がれた遺伝子が根底にあり、日本人の奇麗好きが生まれているのだろう!

美しい国、日本は、四季があり、七月、八月になると、ハワイ気分で海を楽しめる。四季には祭りが美しい。

そして美味しい郷土料理を作りあげてきた。

真夏の暑い時に、京都の都祭り、ハモの湯通しを梅肉味で食べる。あぁ～夏だ。

そうめんを食べる。夏を食で感じる。

冬は、正月のお雑煮が地域によって味と具材が違っている。

四季が作り上げた美味しい物が日本の国にはある。

文明が発達していて、都会でも地方でも、どこでも暖房、冷房設備が整っている。快適である。

僕が外国人なら、日本に移住したいと思うだろう。

そんな訳で、日本に移住したい外国の方が近年増えている。

文化の違う人達が多く住む日本になる。

仕事で収入が安定している外国の方は、犯罪に関わることはほとんどない。しかし、会社が倒産したら、収入がなくなる。

生活苦になると、日本人にまぎれて「闇サイト」の凶暴グループを目指すということも考えられる。

一度住んだらずっとずっと住みたい魅力がある。それが日本国である。

二〇年後の日本は、今より治安が悪くなる。その予測のもとで暮らす必要がある。

これから二〇二四年からは、インターネットの時代に入ってきている。指先一本で多くの答が、考えなくてもその場で出てしまう。

便利な社会になれば、なるほど各地の情報が瞬時に分かる。それは、凶悪犯罪を生み出す可能性に繋がる。

例えば、振り込み詐欺なら、これは危ないかもと考えて行動ができる。少しではあるが、時間に余裕がある。

しかし、ここから先の凶悪犯罪は、白昼でも映画を見ているかのような強盗で、数分で終了してしまう。

そういう犯罪になっていくであろう。

今から、祖父母、両親と子供達の交流を高める絆作りをしなくてはならない。

その課題を目標にして子育てをして欲しい。

防ぎようのない犯罪が進んでいっても、家族一丸になる絆で防げたりするのだ。

九章　人は血の通ったものから伝わる暖かさを求めている

自分の知らない所で親が老いる姿に焦る

子供の頃から若い両親を見て育ってきた。子供は親が元気であることが普通だった。

大学卒業して、社会人になった。その子供が正月に両親の元に行った。いつの間にか、親が老人の姿になりかけている。子供の胸に言葉に表わせない、衝撃が走った。もうすぐ親が死んでしまうかもしれない。悪い想像で、血の気が引いた。

親には、何も言わないが、子供は若い元気な親を見て育っているせいで、親が老いる姿を見たら焦る。

親に大丈夫かと聞く。親は「何が?」と答えた。それ以上の話はできないまま、心を隠すように、ほほえんで返すしかない。

「そんな自分が情けない」と子供は思う。

元気な母親であるために、子供が育ったらやりたかったことをすぐ始めよう

女性の場合は、子育てが終わると一気に歳をとってしまう。女性の母性愛が強ければ、強いほど、「子供が社会人になり、手がかからなくなる」空白の時間が、空しさをつれてくる。何をして良いのか分からない空しさが「魔」の時間になる。女性を老けさせる怖い時間になる。

子供が育ったら、すぐ今までのやりたかったことを始めよう。

- 結婚前にしていた趣味のテニス、ゴルフ、ママさんコーラスをしてみる。
- 目的のあるスケジュールをたてて、考える時間をなくす。

そのことで「老いる時間」がなくなる。今まで以上に張りがある人生になる。

- 日々に、張りがある人は、手、足、そして体がよく動いている。脳中枢の働き

が活発であるがゆえ、認知症が遠ざかる。子供さんが心配せず能力を発揮して働けるために、昇進していける。親子で昇進を喜べる日がくる。

自分なりの方法で、熟睡できる体作りをしよう

女性の場合、悩むことを少し減らすとストレス度は低くなる。熟睡度が高くなると、若い皮ふになっていく。悩んでも、物事は解決できないことのほうが多い、と決めて悩みをやめる練習をして欲しい。自分なりの方法で、熟睡できる体作りをしてみて下さい。例えば、速歩き、趣味の時間作り、頭をからっぽにして、集中することで、熟睡度がアップする。熟睡の深さが深い人は、先に行って、病気になりにくくなる。熟睡は、体と心を治す力に最も関連している。

そして、子供さんを困らせる認知症になりにくくする役割がある。

更年期に入り、あちらこちらが痛くなる「関節痛」になってしまう。夜、寝つきが悪くなる。眠りが浅くなる日々が続くと老人性「うつ病」を発生してしまい、認知症に近づく可能性が高くなる。子供さんに心配をかけないようにする親の責任は重い。

男性の場合、予告なく、突然癌になることが多い

男性は中年になろうとする四二歳～四五歳あたりに悪い現象が起こる。

男性の場合、四〇代～五〇代で、路上で脳梗塞で倒れることがしばしばある。

さらに予告がなく、突然に癌になることが多い。女性と違って、男性の場合、癌でも進行が速いものが多い。

その理由として、過労に加えて、「大食い、片寄った食事、アルコール多飲」

等悪い習慣が体に無理をさせていることで、病気が重症化する。

男性は、少し変だなあ～と思ったら、食道癌だったり胃癌だったり重症の病気で発見されやすい。

四〇代→五〇代→六〇代→七〇代→八〇代と内科の癌が発見されやすい。とくに泌尿器の癌が発見されやすい。

定期健診をする習慣をお願いしたい。

自分の子供がどれだけ父親を見ているか知ってほしい

子供にとって父親は、人生の道しるべである。心の中では、感謝している父親が癌と知らされると、一番びっくりするのは子供だろう。いや、妻である奥さんに決まっていると思う方もいらっしゃるだろう。

一番びっくりするのは、父と遺伝子で繋がっている子供である。だから「心の羅針盤に、揺れが走り、びっくりする感情が作られる」と僕は感じている。

　父親を喜ばせる言葉は、照れくさくって、言えない日本人の男性だが……父親が倒れたりすると、子供は、何とか助けたいと思う感情から震えがくる。

「愛している」という言葉なんて、こちらを振り向かせようとする表現に過ぎないかもしれない。納得がいかないことがある。「愛している」と恋人同士が言って、結婚して子供が産まれるのに……。なぜ、離婚して憎しみ合ったりするのだろう。

　それに比べて……日本の子供達は、父親が重大な病気だと知ると、心が揺れ、何も言わないが、手を握って……「僕がいるから大丈夫！」と言って背中をさする。

「愛している」と言う言葉以上の表現ができる愛の深さを感じると共に、人の暖かさがある。

　自分の子供がどれだけ父親を思っているか知ってほしい。そのためには、父親は体を大切にする目標をもってほしい。

自分が健康でなくてはいけない責任を忘れないで下さい

僕の知人は、成功するために、ストレスがかかる人づき合いを平気でしていた。大学を卒業して、四〇歳でクリニックの開業をした。人づき合いの上手な彼は、患者さんがあっというまに増えていった。

七年間ほどして、悪性の癌が見つかった。半年ほどで亡くなった。ストレスの多い毎日は、癌になりやすいのかもしれない。

それを見て、「彼が駆け上がった人生は、何だったのだろう！」と悔やみ続け、落ちこんでしまった記憶がある。

いやいや！　あの時はほんとうにまいりました。胸の痛みを、どこへぶつけたら良いのか、胸の痛みが止まらない。毎日思って過ごしたが解決策は見つからなかった。何年も胸の痛みをひきずった。彼とは、友達よりも知人でしかなかったが、胸の痛みが続いた。

ましてや、親子関係であったならば、父親が癌で亡くなったら、もっと恩返ししたかったと悔やんでしまうだろう!! 父親としての責任は、子育てした後も、「自分が健康でなくてはいけない」責任を忘れないでほしいと思う。

絶対になってほしくない認知症

どんなことがあっても、認知症にならない努力をしたいものだ。四〇歳代後半から若年性認知症が始まる方もいる。

世の中が変わり、物価高になっている。今年に入り食品類が二度も三度も値上がりしている。

値上がりしても、お給料は上がらない。

日常でお金のやりくりは、ストレス度が非常に高い。日常でお給料が安いので、転職をして、少しでも生活が楽にならないかと考えたりしてすごすと、心の負担がストレスを生んでしまう。ストレスが重なることで、脳に負担をかけてしまう。

若くして認知症が出たりする。特に、お金のやりくりを考えながら家を出る。鍵をかけたかどうか分からなくなったりする。または、出かけようと思った時、鍵をどこに置いたか見つからない。

一瞬パニックになる。そんな時は、同時に何かをしながら、何かを考えている時である。そこで脳が混乱してしまい、起こっている。

若年性認知症にならないための一歩として、四〇歳後半から六〇歳代に入るまでは、物事を同時にしない習慣を身につける。そうすれば脳へのストレスが減り負担が減る。

若年性認知症になるもう一つ。毎日ＩＴの機器類を使って、仕事をすることで、脳疲労が治らないうちに、次の日も画面を見続ける。このことは、脳疲労の蓄積で、一時的記憶喪失が起こる。この一時的記憶喪失をくり返すことによって、二～三秒の記憶喪失の時間がだんだん長くなっていく。また、その回数も一日に三～四回生じるようになる。

そうしたことが、若年性認知症を作りあげる一因になるのだ。

若年性認知症になった時だけを見ると、突然物忘れが始まったように思われるが、その前を辿ると、二秒ぐらいの記憶喪失が起こっている……。誰でも、二秒ぐらいだったら、気のせいだと自分を自分で安心させてしまう。

そこで放置する日数が経過して、若年性認知症を発症するケースも多い。

四〇代後半から、五〇代は、物事を焦らずに日常生活をする習慣を身につけると良い。

三〇分早く起きて、ゆっくり朝食をとる。そして一日の予定を考える。そういう習慣があることで、自分の異変に気がつける。

子供さんからしてみれば、絶対になってほしくないのが認知症である。子供が、悲しがるので、親として認知症対策に目を向けて欲しい。

高齢者さんが高齢者の親を支える。多くの子供がうつ病にかかっている

戦後、昭和二三年～昭和三三年の間、ベビーブームという言葉が生まれるほど赤ちゃんが産まれた。その人達が今六五歳～七五歳を迎えている。七五歳の高齢者さんが九六歳の親と暮らす現実がある。六五歳の子供さんの親も九三歳になっている現実がある。

親の方が、不安症を出して、子供の六五歳を困らせているケースがある。

例えば、会社に行く。朝九時に九六歳の母親から電話がくる。今日、何時に帰

宅するのか？　と確認してくる。たった今、家を出て会社に着いたばかりなのに、九六歳の母親は、子供を頼って淋しさで電話をかけてくる。

子供は、「仕事に入るから、電話を切る」と言うと「分かった」と言う。しばらくすると、再び電話がかかってくる。午後になると「頭が痛い、動悸がする」と言って電話をしてくる。

仕事が手につかない。すると、タクシーで、母親が会社の受付まで来る日もあった。

子供は電話が鳴るたびに「母親からの電話では？」と動悸がするようになった。そして自分が「心身症」を発生してしまった。考えることは、先々のことばかりで、寝つけなくなっている。「手に負えなくなったら施設に入れよう」と思った。多くの施設はあるが、自分の給料では、まかないきれない高額な金額である。もう少しだけ頑張って世話をするかと思った。

一カ月や半年は支払う貯金はあるが、母親が長く生きていたら絶対に払うことができない。困り果てた。

ますます眠ることができなくなってしまった。親を見捨てられない。「もう少し頑張って母親の世話をしよう」と考えてしまう。


ベビーブーム世代に産まれた方々が、親と自分の生活で苦しんでいる現実がピークに向かって時は流れている。

心に溜まっていく介護ストレスを、吐き出せる所がない。友達も、認知症の親の世話をしている。

一緒に飲みに行って、ストレスを吐き出したいが、友達も大変な思いをしている。僕だけが！　私だけが！　愚痴を言うのは、人として違う気がする。

心の葛藤が続く中で、「うつ病」になっていた。

心の重圧を吐き出すことで、明日の道が開けていく

先が見えない介護は、多くの方が「うつ病」にかかってしまう。「朝も昼も夜も死んで楽になりたい」と思う症状が出る。彼だけではなく、介護に携わる方達が発症する共通の病である。

彼は運が良いのか悪いのか、寝つくことができなくなって僕のクリニックを訪れてくれた。

できるだけの愚痴と悩みとを聞いてあげるようにした。

「少しだけ、アドバイスをしても良いですか？」と訪ねたら、良いですと返事がきた。

「金曜日の夜か土曜日の夜に、二泊する施設に親を預かってもらおう。お金はかかっても、状況が変わる。明日という希望が見えてくるかもしれない」

「『かもしれない』という空間は、きっとあなたに大きな力になって帰ってくる。そういう気がしてならない」と話した。

どう思ったのか、彼が「ボーナスを貯めて、車を買いたいと長年貯金していたのを全部出してくる」と言い、施設を探す気になって、クリニックを後にしてくれた。

介護に対しては、息子であっても、何もかも全部、自分が責任を感じて世話をしてしまうと、必ずうつ病にかかって、親と一緒に死ぬ等ということに追いこまれる。

介護は、親が認知症でなくても、重い負担になると思っていただきたい。

その後、彼は週に三日、母親の世話をして、「土、日、月曜」は施設にお願いするので、フリーになれて、今元気に会社へ行ってくれている。

戦後、「ベビーブーム」で産まれた方々は、今、親の介護で大変な思いをしておられる。

自殺を考えた、その時点で、自分が「うつ病」を発生していると、気がついて欲しい。必ず、助かる道がある。

アドバイスとして、専門医と話すようにして下さい。心の重圧を話すには、全く知らない専門医の先生の方が話しやすい。

心の重圧を吐き出す時点から、明日の道が開けていく。

家族と平和に暮らせることが最大の幸せ

七〇歳代後半に、さしかかっている夫婦の片方が、「夫を妻が介護している」か、反対に「妻が夫を介護している」という時代背景がある。

妻が認知症で迷い子になって家に帰れなくなってしまうので、夫が妻の手首にスカーフを巻き、二人で散歩をしている。決まった時間に歩いている。

僕は、日曜日の午後に犬の散歩ですれ違う。大変だなあ〜と感じるのは、夫が家事をしながら妻の面倒を見ているに違いないと思われるからだ。

ある日、妻が歩けなくなったのだろうか？　車椅子を押しながら妻に話しかけているが……妻からは、会話の続きが聞こえてこない。無表情であった。

そんな光景を見ると、胸が痛くなる。「何でもいいからご主人に話をしてあげて！」と思ってしまった。それから半年が過ぎ、二人の姿が見かけられなくなった。

「どうしたのかなあ〜！」と思うと、胸に空しい風が吹いてきた。風に乗って奥さんが手を振って、合図してくれた気がした。

戦後のご夫婦達は、「介護で大変」なのか「亡くなられて淋しい」のかどちらかになりつつある。

自分も歳を重ねるごとに、今見ている光景は、明日の自分の姿かもしれない、と思ってしまう。

「長生きしても、健康で人の世話にできるだけならない生き方を目標にしないと、対策ができない」と毎日思うようになってきている。

「元気で、健康で」生活するには、どうすれば「淋しく、空しくない」のだろうと考えた時、それは朝、起きた時に、すぐ仕事があることに尽きる。

昭和の頃には、社会人になったら……出世するのが目標であったが、時は流れ平成、そして令和に移ると世の中が全く変化した。

残酷な事件が毎日起こっている。ＩＴ機器類が人間社会に加わってきた。指の操作だけで、金儲けができる時代になっている。背景には、感情を置き去りにしてしまっていることがある。人と関わることを苦痛と感じる若者たちが多くいる。そんな中でどう生きれば良いのだろう。

行き着く所は、家族と平和に暮らせることが、最大の幸せになってくる！

機器類が散乱する中で、物が溢れかえっているが、子供の寝顔や、ペットの寝顔に、意味もなく「明日も頑張ろう」と思う力をもらう。

人は、血の通うものから伝わる暖かさを今、求めている!!

エピローグ――親子が寄り添うと、心と心がふれ合って大きな力になる

親子が同じ夢を見る姿が美しい

親が七〇歳になっても、子供のサッカーを見に行っている。子供がサッカーボールを蹴る。「今だ！　行け、行け、走れ！」と大声を出して応援している。

親の体は、応援ではなく、気合いが入り過ぎている。まるで、夢中でサッカーをやっているのは、自分がサッカー選手のようだ！　目標はワールドカップ、親と子が同じ夢を見ている姿が美しかった。

無我夢中で練習に明け暮れる。二人の心と心が同じ夢を見ている。

どんなスポーツであっても、遠くまでの距離を運転して、練習場に通う。子供は親に手を合わせて、ありがとうと言っている。

親子が同時に大変な思いをする行動の中で、深い絆が結ばれていく。

苦い思いと苦労があるからこそ、親に恩返しをしたい気持ちが生まれてくるのだろう。

成人に近づくとき、親子関係の距離を縮めようとする

二〇二三年の秋から二〇二四年にかけて、とんでもない現象が起きるだろう。

ＩＴの機器類の中で育った人達が子育てに入ってきている。

自分の都合で、出かけて幼い子供が、飢えや、車の中で熱中症で亡くなったり、また、親のストレスで虐待が引き起こされる。その数がますます増加すると考えられる。

そのひとつに、二〇二三年秋から、数回の食品の値上がりが、親達をイライラ

させる原因になる。

親の立場から、「君の塾の代金を払うため、夜遅くまで働くしかない」。だから日曜日に、子供と過ごすようにしたいが、体を休めなければ、月曜日から長時間働けない。

さらに子供が行きたがる遊園地に行きたくても、「入場料、菓子代、電車賃」を考えると行けない。子供はすねて、TVゲームで過ごすしかない。

成長と共に、親子関係にヒビが入っていく。そして、一〇年間は、あっという間に過ぎる。子供は成人に近づいた。その時に、高齢に近づきつつある父親は親子関係の距離を縮めようとする。

「夕食でも一緒に食べに出かけようか？　今度の日曜日はどうかなぁ〜」と聞く。

幼い頃に置き去りにされた孤独の記憶が甦えり、子供は、即答で、「無理、無理」と二回答えた。

少なくとも「仕事で、出張するんだ。行けない」と言ってくれれば嘘でもよかった。
いかに、親に寄り添ってくれる子供に育てるか難しい課題が突きつけられる。

大正、昭和の大家族で学んだ大切なことが今、抜け落ちてきている。
忙しい親でもできることがある。
(1)忙しい親ほど、子供に挨拶を徹底して教えよう。
(2)次に、挨拶と常識（マナー）を徹底して教えよう。
この二つが、できていると他人に助けられるスタート時点にたてる。
例えば、学校で野球、テニスのクラブに入った。きちんと挨拶する子供に監督が「気分の良い奴だ」と思ってくれる。友達にしても、「彼に教えてもらおう」「彼と一緒が良い」と思ってくれる。学校に行っても、イジメに合うことがなく、孤立して不登校にならないで済むだろう。

ひとりひとりの小さな力で安心して暮らせる社会になる

常識感を強くさせることは大切だ。街中には、防犯カメラがいたる所で設置されている。極端ではあるが、「紙くずひとつ捨てるな」と子供に教えること。悪の始まりは、「このくらいは良いだろう」と思う小さなことから、それは、先に行って大事件を起こす。

(1)～(2)のことを毎日徹底して教えることは、先に行って他人に目をかけてもらえる、そして自分の才能を監督によって引き出してもらえることにつながっている。

競技選手達が、口にする言葉は「才能を引き出してもらった監督に恩返ししたい」と話している。まさしく他人に育ててもらった一面を見せられる。

自分だけが良いのでなく、自分ができたことを、次の人が学んでつながっていく大きな輪になっている。平和とはひとりの力でできるものではない。ひとりひとりの小さな力で、皆が安心して暮らせる社会になる。

これからの時代は、個人の出世ではない。皆が、力を合わせて成長していく日本でなくてはならない。

「誰かに、誰かが寄り添う」他人の励ましの一言で、ひとり暮らしをしている高齢者さんがほっとする。長生きして良かったと感じてもらえる小さな喜びがある日本であって欲しい。

新しい機器類の進化が、今ＡＩ時代に入ろうとしている。その中で大正、昭和の言葉がよみがえる。

「他人に迷惑をかけるな」という普通のことが、できなくなってきている。

「そんなこと知るか！」と自由に生きていると、家庭に届く一通の手紙！

企業からの多額の賠償金請求書だったりする。他人の不幸を笑いたいが、明日は我家に届くかもしれない。

ＩＴの機器類の中で育った子供達は、おもしろ半分と好奇心の固まりが強くなってきている。

他人の不幸が我家にもやってくるかもしれない。要注意な時代である。

うだ奇麗だろう!!　とゆっくり回転してみせる。そんな姿が青春を楽しむ若者と似ていた。

なぜか、初恋をして、胸をキューンとさせている光景を見ると、平和だと感じる。

我々の日常を自然豊かな環境に戻さなければ、「心と体」がバラバラになってしまう。

そこに待ち受ける新たな「心の病」が発生することが心配になっている。

心の病の発生を少しでも減らすには、家庭環境の改善をしていく必要がある。できるだけ、スマートフォン、ＴＶゲームなどでひとり遊びをさせない努力をして欲しい。

これからの時代は、メンタルが強くなくては、世の中に対応できなくなってくる。自分の「心と体」を冷静にコントロールできる人が生き残っていける。

最終的に、親に寄りそえる親子関係で、平和に暮らすことが目標になっていく。
人の心はストレスでいっぱいである。
心の中を包み隠さず話せる家庭があったら、どんなに楽だろう。
お金では満たされない時代に入っている。
先を見据えた、子育てが幸せを運んでくると思う。

浅川雅晴